Der Einfluss der Seitenzahnstellung in der Totalprothetik auf die Sprachlautbildung

von

Frauke Wisser

Tectum Verlag
Marburg 2002

Die Deutsche Bibliothek - CIP-Einheitsaufnahme

Wisser, Frauke:
Der Einfluss der Seitenzahnstellung in der Totalprothetik auf die Sprachlautbildung
/ von Frauke Wisser
- Marburg : Tectum Verlag, 2002
Zugl: Marburg, Univ. Diss. 2001
ISBN 3-8288-8336-2

Tectum Verlag
Marburg 2002

Gewidmet
meinen lieben Eltern,
meinem Mann Wolfgang
und meinem Sohn Alexander

INHALT

1. Einleitung

Die menschliche Stimme ist Ausdruck von Persönlichkeit und Individualität, sie überträgt neben der reinen verbalen Information Emotionen, psychische Schwankungen, Alter und Herkunft des Sprechers. Somit ist die gesprochene Sprache ist wohl das intimste, effektivste und ausdruckstärkste Mittel, welches zur Kommunikation zur Verfügung steht. Der funktionelle Zusammenhang zwischen Artikulation, Zähnen und Gaumen ist seit langem bekannt [MCQUILLEN, 1864] und war stets Gegenstand wissenschaftlicher Untersuchungen.

Tritt ein Zahnverlust ein, so ist es auch aus phonetischer Sicht unumgänglich, Zahnersatz anzufertigen, denn die veränderte Sprache fällt nach KOBES [1957] auch der Umwelt auf. MÄNEL [1931] bemerkte weitergehend, dass eine Sprachveränderung durch Zahnverlust oder Zahnersatz den beruflichen Wettbewerb beeinträchtigt und die gesellschaftliche Stellung beeinflusst.

Daher sollte bei jeder zahnärztlichen Rekonstruktion neben einer einwandfreien Funktion und Ästhetik auch eine ungestörte, somit dem Patienten typische Sprachlautbildung realisiert werden. Je umfangreicher allerdings diese zahnärztliche Rekonstruktion ist, um so grössere Probleme sind bei der Lautbildung zu erwarten. Dies trifft in besonderem Masse für die Anfertigung einer Totalprothese zu, da alle natürlichen Zähne verloren gegangen sind, die Kieferrelation neu rekonstruiert werden muss und die Stellung der Front- und Seitenzähne im Rahmen der physiologischen Grenzen frei definiert werden können. Während der Einfluss der Frontzähne und der Kieferrelation auf die Lautbildung in Ansätzen schon beschreiben wurde, ist der Einfluss der Seitenzahnstellung in der Totalprothetik nicht näher untersucht worden.

Im Rahmen der vorliegenden Arbeit sollen daher zwei Zielsetzungen verfolgt werden:

1. Untersuchung des Einflusses der Seitenzahnstellung in der Totalprothetik auf die Sprachlautbildung mit Hilfe einer instrumentalphonetischen Methode [Wisser, 2000].
2. Erarbeitung therapeutischer Ansätze zur Behandlung von Lautbildungsstörungen an Totalprothesen durch Verändern der Seitenzahnaufstellung.

2. LITERATUR

2.1. Totalprothetik

2.1. Allgemeine Prinzipien in der Totalprothetik

Die Anzahl zahnloser Patienten hat sich trotz Verbesserungen in der Therapie der Karies und der Parodontopathien nicht wesentlich verringert. Allerdings hat sich der Zeitpunkt des totalen Zahnverlustes in einen späteren Lebensabschnitt, das Senium verlagert. Die Ursachen hierfür liegen in der heute noch ansteigenden Lebenserwartung. Bei gleichzeitig sinkender Geburtenrate ist damit ein höherer prozentualer Anteil älterer Patienten verbunden. 16 Millionen Deutsche waren 1992 älter als 60 Jahre. Im Jahre 2030 wird jeder dritte Deutsche das sechzigste Lebensjahr überschritten haben [REIBER und FUHR, 1993]. Nach der Dritten Mundgesundheitsstudie (DMS III) des Institutes der Deutschen Zahnärzte aus dem Jahre 1999 (s. Tabelle 1) sind 24,8% der 65-74 jährigen Deutschen zahnlos. Falls abnehmbare Prothesen vorhanden sind, so überwiegt die

Orale Krankheitserfahrungen bei den 65-74 jährigen Erwachsenen in der DMS III			
	Gesamt	ABL	NBL
Zahnlosigkeit	Gesamt	ABL	NBL
	%	%	%
völlig zahnlos	24,8	22,6	34,5
abnehmbare Prothesen	%	%	%
Teilprothese OK	28,3	27,5	31,8
Teilprothese UK	36,2	36,2	36,2
totale Prothese OK	41,8	39,6	51,6
totale Prothese UK	26,2	23,6	37,0
totale Prothese OK+UK	24,0	21,6	34,0

Tabelle.1.: Orale Krankheitserfahrungen bei den 65-74 jährigen Erwachsenen in der 3. Deutschen Mundgesundheitsstudie. (ABL - alte Bundesländer, NBL - neue Bundesländer) Quelle: IDZ (Institut der Deutschen Zahnärzte) 1999.

obere totale Prothese mit 41,8% von allen sonstigen Versorgungsarten. Ein Zahnersatz kann nur das wiederherstellen, was durch den Zahnverlust verloren ging. Es ist jedoch nicht möglich, einem alten Menschen die Lippenfülle eines Jugendlichen zurückzugeben [WISSER et al, 1999]. Die Versorgung des zahnlosen Patienten erfordert umfangreiche Massnahmen. Durch eine eingehende Befunderhebung wird geklärt, ob der Behandlung nichts im Wege steht. Der Behandler bedarf dabei eines umfangreichen Wissens, klinischer Erfahrung, manueller Geschicklichkeit und Einfühlungsvermögens, um der speziellen Problematik des totalen Zahnersatzes gerecht zu werden [WISSER et al, 1999].

Als Folgen des vollständigen Zahnverlustes treten vielfältige Veränderungen im stomatognathen System auf:

1. Verlust der vertikalen Distanz

2. Desorientierung des Unterkiefers zum Oberkiefer (mit resultierender Desorientierung der betroffenen Muskulatur)

3. verbreiterter Mundöffnungswinkel (das Lippenrot wird schmäler)

4. Mundrhagaden (Verstärkung der Labiomental- und Nasolabialfalte)

5. „Tabaksbeutelmund" (im fortgeschrittenen Stadium)

6. Resorption des Alveolarfortsatzes:

   a. im Oberkiefer unter Erhalt der Papilla inzisiva nach palatinal (zentripetal)

   b. im Unterkiefer erfolgt der Abbau lingual (zentrifugal)

   (Die Knochenresorption endet spätestens an den Muskelansätzen)

7. Vergrösserung der Mundhöhle

8. Hypertrophie der Zunge und Änderung der Zungenfunktion

   (z.B. s-Lautbildungsstörung)

9. Veränderungen in den Kiefergelenken

10. Ventralisierung des Unterkiefers (Anstieg des Mundbodens)

11. Fehlen parodontaler Rezeptoren

12. psychische Folgen (Kaufunktion, Phonetik, Ästhetik)

Mit dem Verlust des letzten Parodonts treten neben den oben beschriebenen Veränderungen bei Erstellung des totalen Zahnersatzes noch andere Probleme auf:

- Statische Probleme: Die Resorptionsrichtung verläuft im Oberkiefer und Unterkiefer gegensätzlich. Die Mitten des Oberkiefers verlagern sich nach oral und im Unterkiefer nach vestibulär, der intraalveoläre Winkel verkleinert sich und führt zur Fehlbelastung der Prothesen.

- Veränderung der Kaukraftleistung

  (~800 N beim Molaren eines Bezahnten, ~20 N bei einer Totalprothese)

- Inkorporations- und Adaptionsschwierigkeiten

Die Totalprothese besteht aus den künstlichen Zähnen und aus dem Prothesenkörper, der sich in Prothesenbasis, vestibuläre und orale Prothesenfläche und dem Prothesenrand gliedert. REIBER und FUHR [1993] definierten folgende Anforderungen an diese Elemente der Totalprothese:

- Die Zähne und der Prothesenkörper als Elemente der Totalprothese rehabilitieren die gestörten Funktionen des zahnlosen orofazialen Systems.
- Die künstlichen Zähne erfüllen diese Forderungen am besten, wenn sie aus keramischen Massen hergestellt und anatomisch geformt sind.
- Die Prothesenbasis ist maximal zu extendieren. Im Oberkiefer dorsal bis zur Vibrationszone, im Unterkiefer bis zum trigonum retromolare. Die vestibuläre Ausdehnung im Oberkiefer erfolgt bis zur Grenze zwischen beweglicher und unbeweglicher Schleimhaut. Oral und vestibulär wird im Unterkiefer diese Grenze myodynamisch überschritten.
- Die Aussenflächen entsprechen oral in ihrer Konkavität der Gaumenform und der Zungenfunktion. Die vestibulären Flächen sind entsprechend dem myodynamischen funktionsmuster gestaltet.
- Die Ränder des Prothesenkörpers wirken durch ihre innige Anlagerung an das Tegument vor allem im Oberkiefer als Ventikrand.

Neben einer ästhetisch akzeptablen Rekonstruktion stellt sich oftmals bei der prothetischen Versorgung zahnloser Kiefer die Problematik, dem Zahnersatz einen für die Funktion ausreichend festen Sitz auf dem Kieferkamm insbesondere im Unterkiefer zu verleihen. In diesem Zusammenhang ist die funktionelle Zahnaufstellung im Seitenzahngebiet von besonderer Bedeutung [KLÖTZER, 1985].

2.1.2. Aufstellung der Seitenzähne in der Totalprothetik

Der Patient erwartet von seiner Totalprothese einen Ersatz der natürlichen Zähne in ästhetischer und funktioneller Hinsicht. Um eine gesicherte Kaufunktion bei bleibender Lagestabilität zu erreichen, ohne das Prothesenlager zu schädigen, muss sich die Seitenzahnaufstellung an die gegebenen anatomischen Verhältnisse anpassen. Anatomische Leitstrukturen sind dabei:

1. die Kammittenlinien und daraus resultierend
2. die interalveolären Kammverbindungslinien,
3. die Kammresorptionslinien,
4. die Kauebene/Okklusionsebene, die nach bereits beschriebenen Methoden rekonstruiert wurde,
5. der interalveoläre Raum (Kauschlauch), der von der Zungen und Wangenmuskulatur begrenzt und beeinflusst wird.

Jeder oben genannten Leitstruktur kann dabei eine Bedeutung für die Zahnaufstellung zugeordnet werden:

Kammittenlinie

Aus statischen Gründen sollten die Alveolarkämme möglichst mittig und senkrecht belastet werden.

Kammverbindungslinie

Die Alveolarkämme dürfen nicht isoliert gesehen werden, sondern müssen in Funktion, also im Zusammenspiel mit dem Gegenkiefer, betrachtet werden. Nach GYSI [1929]

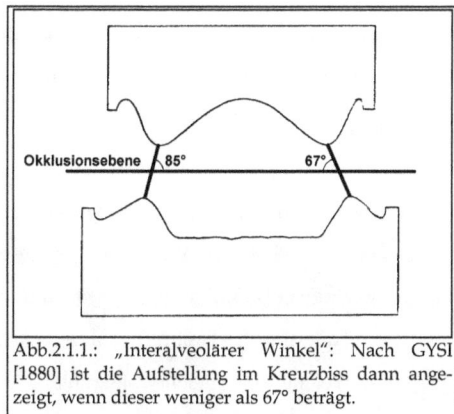

Abb.2.1.1.: „Interalveolärer Winkel": Nach GYSI [1880] ist die Aufstellung im Kreuzbiss dann angezeigt, wenn dieser weniger als 67° beträgt.

bestimmt der Winkel der Kammverbindungslinie zur Okklusionsebene die Aufstellung der Seitenzähne in vestibulo-oraler Richtung. Beträgt der Winkel zwischen Kammverbindungslinie und Okklusionsebene 80° bis 90° (Abb.2.1.1.), wird mit normalem Überbiss aufgestellt. Bei einem Winkel, der kleiner als 80° ist, wird im Kopfbiss aufgestellt. Bei sehr kleinem Winkel muss im Kreuzbiss aufgestellt werden. Das Kauzentrum 4/5/6 ist dort anzulegen, wo die interalveoläre Linie möglichst senkrecht zur Okklusionsebene steht.

Nach FISCHER's Konzept [1956] der statisch-artikulären Aufstellung ist der Winkel zwischen interalveolärer Linie und Okklusionsebene nicht in habitueller Okklusion sondern bei Laterotrusion von statischer Bedeutung. Er verkleinert sich bei Laterotrusion auf der Arbeitsseite um ca. 10° (Abb.2.1.2.).

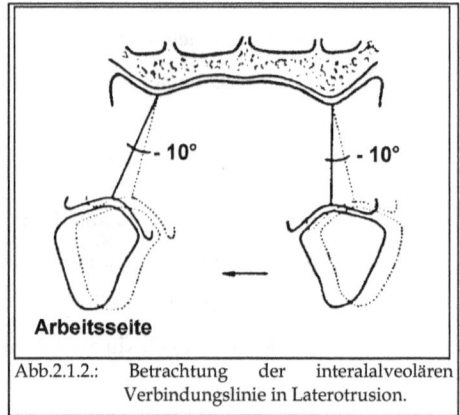

Abb.2.1.2.:   Betrachtung   der   interalalveolären Verbindungslinie in Laterotrusion.

Kammresorptionslinie

Sie bestimmt in GERBER's Konzept [1971] die Aufstellung der Seitenzähne in sagittaler Richtung. Die kaustabile Zone liegt am tiefsten Punkt der Kammresorptionslinie. Hier sollte der erste Molar aufgestellt werden, um eine Proglissement der Prothese und die dadurch bedingte Zerstörung des Prothesenlagers zu verhindern.

Kauebene

Ausgehend von der zuvor bestimmten Kauebene werden die Unterkieferseitenzähne in einer Verwindungskurve aufgestellt. Diese heliocoidale Verwindungskurve [ACKERMANN, 1944] resultiert aus der sagittalen Speekurve, welche die Kammresorptionslinie berücksichtigen sollte, und der transversalen Wilsonkurve. Hierbei wird die Neigung des Kammfirstes berücksichtigt. Durch Verwendung von Höckerzähnen, welche die gleiche Neigung wie die Gelenkbahn aufweisen wird das CHRISTENSENsche Phänomen durch die sagittale Okklusionskurve kompensiert. Das führt jedoch zu einer sehr scharfen Verzahnung. Die sinnvollste Lösung für die Kompensation des CHRISTENSENschen Phänomens besteht in der Aufstellung von Höckerzähnen in einer flacheren Speekurve; die Höckerneigung muss dadurch nicht so steil sein.

Interalveolärer Raum

Die Seitenzähne sollten nach Möglichkeit in einen „funktionstoten" Raum aufgestellt weden, in dem ein Gleichgewicht zwischen Lippen-, Wangen- und Zungenmuskulatur herrscht. In diesem interalveolären Raum („Kauschlauch" nach STRACK [1951]) befanden sich die natürlichen Zähne. Bei Patienten mit einer Zunge, die idiopatisch oder durch lange Zahnlosigkeit vergrössert ist, ist die Berücksichtigung dieses Raumes besonders wichtig.

Zur Bestimmung dieses Raumes können

1. die Unterkiefer-Funktionslöffel bereits während der funktionellen Abformung miteinem Wachs-Harz-Gemisch beschickt werden,

2. Bissschablonen mit Silikon beschickt werden, das im Munde unter Funktion aushärten muss,

3. die Wachswälle bei der Wachsbissnahme solange beschnitten werden, bis sie sich störungsfrei dem Muskelspiel anpassen.

Von der so bestimmten Breite des interalveolären Raumes ist die Auswahl der Seitenzähne in ihrer vestibulo-oralen Breite abhängig. So können bei Patienten mit sehr engem Kauschlauch nur sehr schmale Molaren aufgestellt werden, oder es sind deren lingualer Höcker zu beschleifen. Eventuell wird sogar auf die Aufstellung von Molaren verzichtet und sie werden durch Prämolaren ersetzt. (Bezüglich des Zungenäquators sei erwähnt, dass es vorteilhaft ist, wenn die Okklusionsebene den Zungenäquator nicht überragt.)

Die anatomischen Gegebenheiten müssen also auch bei der Auswahl der Zahngarnituren berücksichtigt werden. Entwicklung verschiedener Zahntypen mit unterschiedlicher Kauflächengestaltung erfolgte im Lauf der Zeit durch verschiedene Okklusionskonzepte und Aufstellmethoden.

Variationen der Kauflächenform

1. Höckerzähne mit Verschlüsselung in sagittaler Richtung

   Diese Zahnform weist nur Fissuren in transversaler Richtung auf, so dass Laterotrusionsbewegungen störungsfrei durchgeführt werden können

   - 1922 FEHR   Rational Zähne
   - 1930 AVERY   Scherenbisszähne

2. Höckerzähne mit Verschlüsselung in transversaler Richtung

   Diese Zahnform weist Fissuren nur in sagittaler Richtung auf, so dass die Protrusion ungehindert ermöglicht wird.

   - 1860 BONWILL   nahezu höckerlose Zahne mit sagittal
                            verlaufender Rillen
   - 1928 SEARS   Kauglieder nur in sagittaler Richtung
                            frei beweglich
   - 1940 HILTEBRANDT   Abrasionszähne mit sagittalen Rinnen im
                            Oberkiefer und Kauleisten im Unterkiefer

3. Höckerzähne mit Verschlüsselung in sagittaler und transversaler Richtung

   Diese Zähne weisen eine morphologisch-anatomische Form auf, die einen guten Kaueffekt ermöglicht, aber durch eine starke Verschlüsselung das Prothesenlager stärker belastet.

   - 1915 GYSI   33° Anatoform-Zähne
   - 1928 GYSI   Kreuzbisszähne mit verkürztem
                        bukkalen Höcker
   - 1930 GYSI   Solarex-Zähne mit 20° Höckerneigung
                        und anatomischer Grundform

4. Höckerzähne in Mörser-Pistill-Prinzip

   Die Zähne sind nicht so stark verschlüsselt, sondern können in sagittaler und transversaler Richtung gegeneinander verschoben werden, so dass die horizontale Belastung des Prothesenlagers vermindert ist.

   - 1935 SCHRÖDER   Dynamikzähne
   - 1955 GERBER   Condyloform-Zähne

5. Höckerlose Zähne

Die Zähne weisen keine verschlüsselnden Höcker auf, die Zähne sind nicht ana-

tomisch geformt

■ 1858 ASH	Zähne mit invertierten Höckern
■ 1929 HALL	Näpfchenzähne mit stark verschmalerten
	Kauflächen
■ 1937 BLANCHARD	Porzellanzähne mit Metalleinlagen
■ 1953 STRACK	Typodents-Zähne
■ 1965 KÜHL	Zähne mit Innenrelief

Spezielle Aufstellkonzepte

BONWILL [FAYS, 1988] entwickelte das Konzept der Tripodisierdung für die Total-

prothetik, die eine drei-Punkt-Abstützung für jede Phase der Bewegung anstrebt.

Dieses Prinzip ist heute als bilateral balancierte Artikulation bekannt [GYSI, 1929]. Es

ist allerdings ohne Einschränkung nur für die Leermastikation zu verwirklichen und

kann dadurch Fehlbelastungen infolge exzentrischer Spielstellungen vermeiden.

Dieser bilateral balancierten Artikulation nach GYSI [1929] steht die autonome Kau-

stabilität nach GERBER [1964] gegenüber, die zum Konzept hat, dass jedes einzelne

Zahnpaar äquilibriert ist. So ist durch individuelles Einschleifen eine direkte Kom-

pensation der Gelenkführung möglich.

SWANSON [1964] und, GAUSCH [1986] schlagen eine eckzahnkontrollierte Artikulation

vor.

Spezielle Aufstellmethoden

1. FEHR [1953]

Die Bisswälle der Bisschablonen werden mit erwärmten Kalotteninstrumenten im Oberkiefer konkav, im Unterkiefer konvex geformt. Diese Wälle müssen bei allen Unterkieferbewegungen allseitigen Flächenmkontakt haben. Die Aufstellung erfolgt in entsprechender Form mit flachhöckerigen Zähnen.

2. APPENRODT und WINTERS

Um den physikalisch gesehen den gleichen Druck zu erreichen, ist bei einer kleineren zugrunde liegenden Fläche eine geringere Kraft nötig (F = P x A). APPENRODT und WINTERS verkleinerten die Kaufläche auf eine Minimum, indem sie schmale Metallschienen (in sagittaler Richtung) anstellte der Seitenzähne in die Oprothese einpolymerisierten. Neben dem erheblichen vergrösserten Kaueffekt kam die Zeitersparnis bei der Herstellung durch die Aufstellung von „Seitenzahnblöcken" (2-2,5 cm Länge x 2-4 mm Breite) hinzu. Durch die geringere Kraftaufwendung wird zwar das Prothesenlager geschont, jedoch kann der Patient die Nahrung nur im Hackbiss zerkleinern. Die Metallschienen werden bukkal mit zahnfarbenem Kunststoff verblendet.

3. STRACK [1951]

STRACK [1951] wies drei immer wiederkehrende Bewegungstypen nach, die sich durch bestimmte Zahnformen und Bewegungsfunktionen auszeichnen. Für die einzelnen Zähne wurden Typodenszähne entwickelt, die bestimmte Bewegungsbahnen ermöglichen.

4. Orthotyp-Zähne im Biokop-Automat

Die Zähne weisen ausmodellierte Kauflächen auf, die durch exakt zueinander passende Schliffflächen zueinander gekennzeichnet sind. Entsprechend einer Aufstellmatrize, die jeweils für Kreuzbiss, Normalbiss oder Tiefbiss geformt ist, werden die Oberkieferzähne durch mesiale, die Unterkieferzähne durch distale Facetten verlängert. Dadurch wird bei Krafteinwirkung eine schiefe Ebene erzeugt, die Kraft nach hinten oben ausübt, was die Oberkiefeprothese an den Gaumen und die Unterkieferprothese auf den Alveolarkamm drücken soll.

5.HILDEBRANDT [1940]

Nach HILDEBRANDT [1940] ist die Statik der Prothese gewährt, wenn die Seitenzähne genau auf der Kammitte stehen. Das Kauzentrum liegt im Bereich der Zähne 4,5,6. Die Frontzähne werden ausser Kontakt gestellt. Die distalen Partien der Totalprothese werden entweder nicht mit Zähnen besetzt oder die zweiten Molaren werden ohne Kontakt aufgestellt.

6. GERBER [1955]

GERBER [1955] entwickelte einen Artikulator und spezielle Seitenzähne mit einem Okklusionsfeld nach dem Mörser-Pistill-Prinzip, die in sagittaler und transversaler Richtung gegeneinander verschoben werden können, ohne dass Horizontalbelastungen auf das Prothesenlager übertragen werden. Jedes Zahnpaar ahmt das Kiefergelenk nach und wird individuell eingeschliffen. Die Frontzähne werden entsprechend dem Okklusionsfeld der Seitenzähne mit einer sagittalen Stufe von 1,5-2 mm aufgestellt. Die palatinalen Höcker der oberen Molaren müssen in den zentralen Graben ihrer Antagonisten so okkludieren, dass dass Horizontalbewegungen in jeder Richtung im Okklusionsfeld möglich sind. (momolaterale polyvalente multilokuläre Kaustabilität)

7. HALLER

Die Aufstellung ist rein mechanisch ausgerichtet. Eine Artikulation ist nicht möglich. Die Prämolaren zeigen keine Kurvenstellung, die Molaren dagegen eine typische Kerbenkeilstellung (Abb.2.1.3.). Diese Prothesen gehen bei der Zurückführung in die Schlussbisslage und beim Schluckakt immer wieder in die Ausgangsstellung zurück.

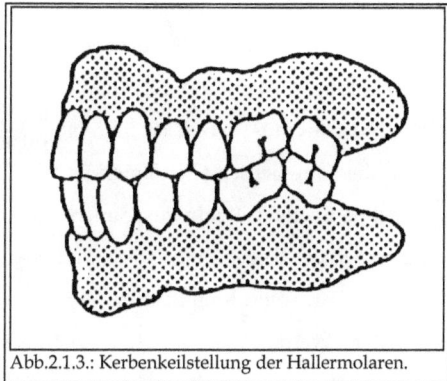

Abb.2.1.3.: Kerbenkeilstellung der Hallermolaren.

8. GYSI [1929]

Während GERBER [1955] die palatinalen Höcker der Oberkiefers auf die interalveoläre Verbindungslinie stellt und damir Raum für die Zunge gewinnt, bevorzugt GYSI [1929 und 1958] eine statisch stabilere Lage, indem er die bukkalen Höcker des Unterkiefers auf die interalveoläre Verbindungslinie stellt. Die Prämolaren-Molaren-Tangente im Unterkiefer die die bukkalen Flächen vom Caninus bis zum zweiten Molaren verbindet, verläuft dorsal durch das Tuberculum alveolare mandibulae. Im Oberkiefer bilden die Seitenzähne die Prämolaren- und die Molarentangente.

9. SEARS [1952]

Höckerlose Zähne, die im Artikulator aufgestellt werden. Die Praemolaren und der erste Molar werden mit ihren planen Okklusionsflächen in der Kauebene angeordnet. Die Frontzähne und die zweiten Molaren sind so aufzustellen, dass eine balancierte Okklusion zustande kommt.

10. MONSON [1932]

Diese Methode zwingt zu planen Kauflächen, birgt aber die Gefahr in sich, dass der Unterkiefer infolge fehlender Verzahnung nicht eindeutig in der Schlussbisslage stabilisiert ist. Die Idee einer kalottenförmigen Aufstellung entstammt der Erkenntnis Monsons aus den 20er Jahren,

Abb.2.1.4.: Linguale Gefällinien der Monsonkalotte.

dass die Längsachsen aller Unterkieferzähne in einem Punkt zusammentreffen der der Mittelpunkt eines Kugelsystems ist und in der Gegend der Crista galli liegt. Dieses Prinzip ist auf die Totalprothetik übertragbar, wenn Kieferkämme von der Kammitte stark nach vestibulär oder oral abfallen. Werden bei solchen Verhältnissen die bukkalen und lingualen Höcker gleich hoch zur Okklusionsebene aufgestellt, so sind die Prothesen nicht kaustabil.

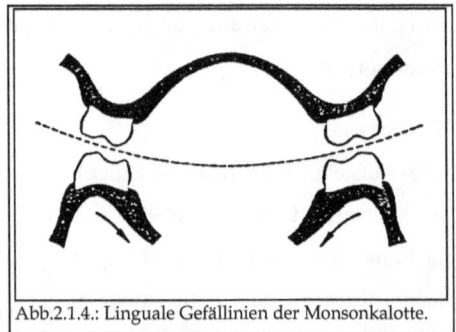

Ein starkes Gefälle des Prothesenlagers muss demnach durch eine
entsprechende Kauflächenneigung
kompensiert werden. Daher wird in
diesen Fällen eine sphärische Zahnaufstellung nach der Monson- oder
Antimonsonkalotte als notwendig
erachtet.

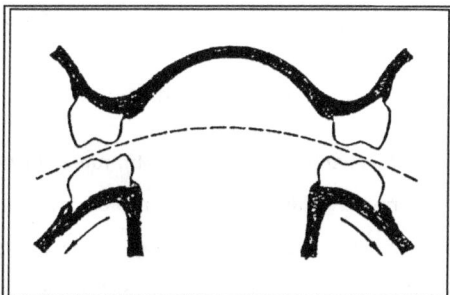

Abb.2.1.5.: Vestibuläre Gefällinien der
Antimonsonkalotte.

In der Praxis ist die ideale Zahnaufstellung aufgrund der vorgegebenen anatomischen Verhältnisse selten zu verwirklichen. In solchen Fällen sind deutliche Priorita-
ten zu setzen:

1. Vermeidung von Proglissement zur Schonung des Prothesenlagers, dies bedetutet
   eine Aufstellung nach der Kammresorptionslinie.

2. Erzielung von Statik und Kaustabilität durch eine kieferkammadäquate Aufstellung der Seitenzähne.

3. Bilateral äquilibrierte Okklusion

Im Rahmen der Nachsorge von Totalprothesen gehören die Remontage zu den
wichtigsten Massnahmen zur Funktionsverbesserung der Prothesen. Kennzeichnend
für diese Remontagen ist es, dass die Prothesen des Patienten in jedem Fall in einer
neu registrierten Kieferrelation im Artikulator gelenk- und schädelbezüglich montiert und gegebenenfalls korrigiert werden [WISSER et al, 1999].

Als Gründe für die klinische Notwendigkeit einer Remontage sind zu nennen:

• Okklusale Störungen aufgrund fehlerhafter Erstregistrierung oder Modellmontage

• Okklusale Störungen aufgrund der Einlagerung der Prothesen in das Tegument

• Okklusale Störungen aufgrund einer muskeltonusbedingten Verlagerung des
  Unterkiefers.

Erst die Remontage sowie die durch selektive Schleifmassnahmen statisch und dy-
namisch akzeptable Okklusion ist die Voraussetzung für eine funktionell einwand-
freie Totalprothese [KLÖTZER, 1985].

2.2. Sprachlautbildung und Zahnersatz

2.2.1. Grundlagen der Anatomie

Der Mechanismus, der die Stimme kontrolliert, wird Phonation (Stimmbildung) genannt und läuft im Kehlkopf ab. Physikalische Grundlage ist die Oszillation der Stimmbänder. Der Mechanismus, der den phonemischen Aufbau bestimmt, wird Artikulation genannt. Er spielt sich im Mund-Rachen-Raum und nach Ansicht einiger Autoren auch im Nasenraum ab [SCHMIDT-THEWS, 1985]. Der Hohlraum, dessen Begrenzung sich caudal von den Stimmlippen und cranial von den Mundlippen und Nasenöffnungen erstreckt, wird in der Phonetik als Ansatzrohr bezeichnet [WÄNGLER 1972]. Die in diesem Bereich eingeschlossene Luft ist das akustische Medium zur Bildung der Sprachlaute. Dabei wirken sowohl normalerweise Atmung, Stimme und Ansatzrohr zusammen, Kehlkopf (Stimme) und auch Atmung (espiratorischer Luftstrom) können indessen gelegentlich durchaus entbehrt werden [WÄNGLER 1972].

Brustkorb und Lunge bilden beim Aufbau des subglottalen Druckes zur Stimmbildung eine funktionelle Einheit. Die Lunge ist über den von den Pleurablättern sezernierten Flüssigkeitsfilm mit dem Thorax verbunden und folgt dessen Exkursionen passiv.

Der Luftstrom wird bei der Expiration aus den Lungen über die Trachea in den Kehlkopf (Larynx) geleitet. Das Kehlkopfskelett umfasst mehere, weitgehend hyaline Knorpelelemente den Cartilago thyroidea, Cartilago cricoidea, die Cartilagines arytaenoideae. Innen schliesst sich der aus elastischem Knorpel bestehende Kehldeckel (Epiglottis) an. Kleine, ebenfalls elastische Knorpelelemente ergänzen das Kehlkopfskelett [ROHEN, 1994]. Die Verbindungen der Kehlkopfknorpel untereinander sind teils ligamentös, teils gelenkig.

Das Ligamentum vocale spannt sich zwischen dem Processus vocalis des Aryknorpels und der Innenfläche der Cartilago thyroidea aus. Das Band bildet den oberen Abschluss des Conus elasticus. Der untere freie Rand des Conus elasticus spannt sich zwischen der unteren Kante des Schildknorpels und dem Arcus cartilaginis cricoideae aus. Dieser Teil des Conus elasticus wird als Ligamentum cricothyroideum bezeichnet [SCHIEBLER, 1983].

Die Kehlkopfmuskeln werden mit Ausnahme des M. cricothyroideus vom Endast des N. laryngeus recurrens (aus N.X) , dem N. laryngeus inferior innerviert. Der M. cricothyroideus wird vom R. externus des N. laryngeus superior versorgt.

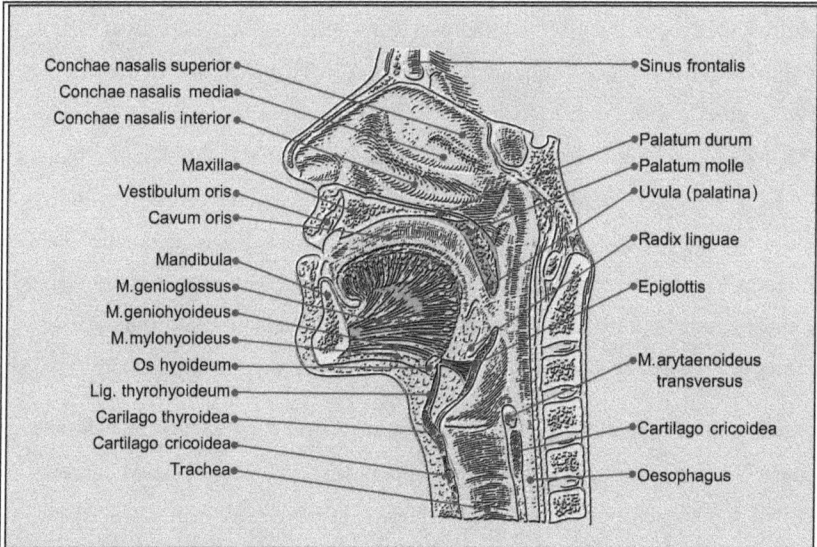

Abb.2.2.1.: Orientierende anatomische Umzeichnung einens Medianschnittes durch Nasen- und Mundhöhle, Rachen und Kehlkopf nach VOSS und HERRLINGER.

Der Raum, in dem die Laute gebildet werden, wird allgemeinen als Ansatzrohr bezeichnet, ein Ausdruck der aus der Lehre der Blasinstrumente übernommen ist. Dieser Raum beginnt oberhalb der Lig. vocale und reicht bis zu den Mundlippen und Nasenöffnungen (s. Abb. 2.2.1.). Über den Stimmlippen buchten sich die Kehlkopfwandungen seitlich aus und formen den Ventriculis laryngis (Morgagni Ventrikel) (Abb. 2.2.1.). Dessen obere Begrenzung ist durch die in das Lumen des Kehlkopfes vorspringene Taschenlippen gegeben. Dicht über der vorderen Ansatzstelle der echten und falschen Stimmlippen setzt der Kehldeckel an, der durch ein häutiges Fältchen mit dem Zungengrund verbunden ist. Oberhalb des Kehlkopfes schliessen der untere, mittlere und obere Pharynx (Kehl- Mund- und Nasenrachen) an. Die Innervierung erfolgt über pyramidale Bahnen [V.ESSEN, 1979]. ZINKLIN [1968] stellte fest, dass dem Kehlrachenraum, insbesondere der Morgagni Ventrikel, eine wesentliche Bedeutung bei der Bildung unterschiedlicher Vokale zukommt.

Die grossen Höhlungen des Kopfskelettes, Sinus maxillaris, Sinus sphenoidalis, Sinus frontalis und Sinus ethmoidalis sind nach PANCONCELLI-CALZIA [1924] für die Phonation ohne Bedeutung.

An der vorderen Innenfläche des Unterkiefers setzt der M. genioglossus an, dessen Fasern bogen- und fächerartig an den ganzen Zungenrücken und in die Zungenspitze hin ausstrahlen (Abb. 2.1.5). Andere Zungenmuskeln beginnen am Os hyoideum (M. hyoglossus) oder durchziehen den Zungenkörper frei (M. longitudinalis sup. und inf., M. transversus linguae, M. verticalis linguae). Vom Proc. styloideus aus zieht der M. styloglossus am Zungenrande bis an die Spitze und durchzieht den hinteren Gaumenbogen. Vom Velum aus zieht der M. palatoglossus durch die vorderen Gaumenbögen bis in die Zunge herab. Als knochenloses, kompliziertes Muskelsystem ist die Zunge das beweglichste Organ des Körpers [V.ESSEN, 1979].

Die äussere Umkleidung des Mundraumes wird durch die Muskulatur der Wangen und er Lippen gebildet. Die Hauptmuskeln dieses Gebietes sind der M. masseter und der M. temporalis als Heber des Unterkiefers, ferner der M. orbicularis oris, der die Lippen rundet und schliesst, der M.zygomaticus, der die Mundwinkel auf- und seitwärts zieht, der M.quadratus labii sup., der die Oberlippe hebt und der M.quadratus labii inf., der die Unterlippe herabzieht.

Für die Feineinstellung der Stimme sind die kortikale Zentren der Sprachmotorik verantwortlich. Den primären Sprachzentren im motosensorischen Kortex sind sekundäre Areale der Hirnrinde übergeordnet (Brocasches Sprachzentrum. Fallen sie aus, kommt es trotz intaktem Primärzentrum zur Sprachunfähigkeit. Ist dagegen das sekundäre Areal der Hörbahn (Wernichesches Zentrum) ausgefallen, fehlt es am Sprachverständniss [SILBERNAGL, 1991].

2.2.2. Grundlagen der Physiologie

Die Stimmerzeugung mit Hilfe des Kehlkopfes erfolgt nach Art eines Blasinstrumentes. Unterschieden wird ein Windraum, in dem der erforderliche Anblasdruck erzeugt wird, einen Spalt, der von schwingungsfähigen Gewebsfalten begrenzt wird und einen Resonanzraum (Ansatzrohr), der in seinen Dimensionen verformbar ist. Der Windraum besteht anatomisch aus den Lufträumen der Lunge, der Bronchien und der Trachea. Während bei ruhiger Ausatmung der Druck in den Atemwegen nur etwa 200 Pa über dem Atmosphärendruck liegt, kann beim Singen duch die Expirationsmuskulatur ein Druck von 1600 Pa erzeugt werden. Die Luftgeschwindigkeiten liegen bei ruhiger Ausatmung bei 3-5 m/s, bei Hustenstössen werden Geschwindigkeiten von bis zu 150 m/s erreicht [KAFKA-LÜTZOW in BIESALSKI, 1994].

Glottis als Schwingungsgenerator

Der für die Luftschwingung entscheidende Spalt zwischen den Stimmlippen ist bei forcierter Inspiration maximal erweitert, vor Beginn der Phonation verschlossen oder verengt. Die aus Öffnungs- und Verschlußvorgängen bestehenden Zyklen in der Glottis erzeugen keine sinusförmigen Luftdruckänderungen, also keine Sinusschwingung, sondern quasi-periodische Folgen von impulsartigen Druckänderungen. Die Glottis wird daher auch als „Knallgenerator" bezeichnet. Die Periodenfrequenz im Oszillogramm der menschlichen Stimme ist daher identisch mit der Zyklusfrequenz der glottalen Vorgänge.

Die Funktionsweise des Knallgenerators Glottis kann folgendermassen beschrieben werden: In der Annahme, dass die Glottis geschlossen ist, erhöht sich unterhalb der Glottis der Luftdruck (statischer, subglottaler Luftdruck). Wenn der Druck so ausreichend ist, um die Spannung der in den Stimmlippen befindlichen Muskeln zu überwinden, wird der Glottisverschluß geöffnet, und die Luft strömt nach aussen. Dadurch kommt es zu einem Sinken des statischen Luftdrucks unterhalb der Glottis. Funktionell wichtiger jedoch ist das deutlich stärkere Absinken des Luftdruckes in der Glottis, welches strömungsdynamisch (Bernoulli-Effekt) bedingt ist. Dieser Unterdruck in der düsenartig verbliebenen Glottis ist die Hauptursache dafür, daß die

Glottis sich wieder schließt. Die aus der Muskelelastizität der gespannten Muskeln herrührenden Rückstellkräfte begünstigen diesen Schließungsvorgang.

Da die Schleimhaut auf der Oberfläche des Conus elasticus etwas lockerer als an den Rändern der Stimmlippen auf dem Untergewebe liegt, bietet sie im Conus elasticus gegen die zusammenziehende Kraft des Unterdruckes den geringsten Widerstand, so dass die Glottis zuerst dort unten geschlossen wird. Der Verschluß wird unmittelbar nach seinem Zustandekommen durch den sofort wieder steigenden subglottalen Druck von unten erneut aufgedrückt und wandert daraufhin von unten nach oben, bis er bei den Stimmlippenrändern wieder gesprengt wird. Dieser Vorgang wiederholt sich in schneller Folge, und jedesmal entsteht ein impulsartiger Druckwechsel mit hoher Amplitude (Schallwechseldruck des primären Stimmklanges). Nach der Öffnung steigt der Druck schnell ins Positive an und fällt kurz vor dem Verschluß und danach noch schneller und deutlich wieder ins Negative ab. Das Dauerverhältnis zwischen der offenen und geschlossenen Phase beträgt im Brustregister (gewöhnliche Sprechstimme) etwa 1:2, d.h. die geschlossene Phase ist doppelt so lang wie die offene.

Die periodische Folge solcher Impulse ist ein harmonischer Klang und enthält spektralanalytisch diskrete harmonische Teilschwingungen mit den bekannten Frequenzverhältnissen 1:2:3:4, ..., n. Zu den hohen Frequenzen hin nehmen die Schallpegel der Teilschwingungen zunehmend ab. Im idealisierten Spektrum des Stimmklanges als Primärschall beträgt dieser Pegelabfall 12 dB pro Oktave, im tatsächlichen Sprachschall, wie er die Ansatzrohröffnungen verläßt, beträgt der Pegelabfall dagegen in einer über alle stimmhaften Lautbildungen gemittelten Wertung etwa 6 dB pro Oktave [VON ESSEN, 1979]. Dies hängt damit zusammen, daß das Ansatzrohr die Teilschwingungen mit tieferen Frequenzen stärker dämpft als die Teilschwingungen mit den Frequenzen, die in den Bereich der Vokalformanten fallen.

Da die Grundfrequenz als Korrelat der Tonhöhe für die Wahrnehmung gewisser prosodischer Merkmale des Sprechens eine entscheidende Rolle spielt, ist ihre Betrachtung in der Phonetik von erheblicher Bedeutung. Physikalisch gesehen handelt es sich dabei jedoch nur um die Frequenz der ersten harmonischen Teilschwingung, welche prinzipiell gleichwertig neben den andern harmonischen Teilschwingungen steht.

Ansatzrohr als Resonanzraum

Neben der Schallerzeugung wird dieser Schall über eine Verengung oder Entspannung des Ansatzrohres weiter im Klang geformt. Diese Verformung des Ansatzrohres erfolgt über die velopharyngealen Sphinkter: Eine Abtrennung des Epipharyngealraumes vom Mesopharynx, wie sie zur Erzeugung oral gebildeter Laute erforderlich ist, wird durch den M. levator veli palatini (Näherung des Gaumensegels an die hintere Pharyngxwand), den M. constrictor pharyngis superior (der sich dem Gaumensegel von hinten und von den Seiten entgegenwölbt, „Passavant-Wulst") sowie den M. palatopharyngeus erreicht. Das Freigeben des Epipharynx erfolgt nicht nur durch Erschlaffung des M. levator veli palatini, eine Senkung des weichen Gaumens kann auch durch den M. palatoglossus erreicht werden, der an der Bildung von palatal gebildeten Konsonanten beteiligt ist.

Der in der Glottis erzeugt Stimmklang wird auch als „Quellensignal" (Primärsignal) der stimmhaften Anteile des Sprachschalles bezeichnet [WÄNGLER, 1972]. Vokale, Nasale, Approximanten und Laterale werden im allgemeinen ausschließlich durch dieses Primärsignal und zusätzlich modifizierende Resonanzen im Ansatzrohr gebildet. Daneben gibt es eine Reihe von Lauten, die ohne Stimmklang, also ohne Glottisschwingungen, erzeugt werden. Bei diesen werden die Primärsignale an anderer Stelle im Ansatzrohr hergestellt (siehe Anhang).

2.2.3. Grundlagen der Phonetik

KOHLER [1977] definiert Phonetik als das Schallereignis der sprachlichen Kommunikation in allen seinen Aspekten, d.h. die Produktion, die Transmission und die Re-
zeption von Sprachschall einschliesslich der psychologischen und soziologischen
Voraussetzungen in der Kommunikationssituation zwischen Sprechern und Hörer,
wobei sowohl symbol- als auch messphonetische Betrachtungsweisen dieses Objekt
prägen.

Laut, Schrift und Artikulation

Die herkömmliche Einteilung der Laute in Vokale und Konsonanten ist teilweise
phonetischer, teilweise funktionaler Art. Für Vokale ist typisch, dass sie bei einem
ungehinderten Luftstrom aus den Lungen entstehen, während Konsonanten durch
eine Reibung oder einen Verschluss im Phonationskanal gebildet werden. Funktional
sind Vokale Laute, die den Kern der Silbe ausmachen und „silbenbildend" sind,
während Konsonanten auf den Silbenrand beschränkt und unsilbisch sind. Einige
Phonetiker sprechen auch – der Genauigkeit halber differenzierend – im phonetischen Sinne von Vokoiden und Kontoiden und im funktionalen Sinne von Vokalen
und Konsonanten [HAKKARAINEN, 1995]. In der Folge werden trotzdem die traditio-
nellen Bezeichnungen Vokal und Konsonant verwendet.

Die Vokale

Die Kardinalvokale wurden von dem englischen Phonetiker DANIEL JONES auditiv in
Zusammenhang mit der Artikulation definiert. Er legte 4 Extrempunkte [i], [u], [a]
und [ɑ] als Vokalviereck fest. Diese Kardinalvokale definieren sich über den vertikalen Abstand von Ober- und Unterkiefer sowie der vorderen oder hinteren Zungenlage. Die Vokale [a] und [ɑ] werden mit grosser Mundöffnung in vorderer und hinterer
Zungenlage gesprochen, die Vokale [i] und [u] mit geringem vertikalen Abstand in
vorderer und hinterer Zungenlage gebildet. Neben der Mundöffnung nimmt auch
die Lippenrundung (sekundäre Kardinalvokale) entscheidenden Anteil an der Bildung der Vokale.

Neben den Kardinalvokalen als reine Monophtonge existieren Diphtonge (aɪ, aʊ, ɔy), bei denen während der Artikulation innerhalb einer Silbe ein einzelner Wechsel der artikulatorischen Qualität deutlich wahrnehmbar ist.

Die Konsonanten

Konsonanten werden übersetzungsgemäss als „Mitlaute" erklärt. Der Sinn kann zweifach sein: Sie sind Mitlaute, weil sie nicht, wie die Vokale, „selbstständig" lauten und also nicht Silbenträger sind, sondern nur mit einem Vokal zusammen auftreten können, oder Konsonanten werden als Laute definiert, bei denen etwas „mitklingt". Beides ist unzutreffend oder nicht hinreichend [VON ESSEN, 1979]. Eine exklusive Definition kann lauten: Konsonanten sind alle Laute, die nicht unter die Vokaldefinition fallen. Ein wichtiges Kennzeichen der Konsonanten gegenüber den Vokalen findet STRAKA [1963] in ihrem Verhalten bei Erhöhung der Artikulationsenergie: Während sich der Ansatzraum bei den Vokalen in der Hervorhebung weitet, wird er bei den Konsonanten enger und fester, mit anderen Worten, Verstärkung der Vokale resultiert in grösserer Senkung (grössere Mundöffnung), die der Konsonanten in stärkerer Hebung des Unterkiefers und des artikulierenden Organs.

	Bilabial	Labiodental	Dental	Alveolar	Postalveolar	Retroflex	Palatal	Velar	Uvular	Pharyngeal	Glottal
Plosive	p b			t d		ʈ ɖ	c ɟ	k g	q ɢ		ʔ
Nasal	m	ɱ		n		ɳ	ɲ	ŋ	N		
Trill	ʙ			r					R		
Tap or Flap				ɾ		ɽ					
Fricative	ɸ β	f v	θ ð	s z	ʃ ʒ	ʂ ʐ	ç j	x ɣ	χ ʁ	ħ ʕ	h ɦ
Lateral fricative				ɬ ɮ							
Approximat		ʋ		ɹ		ɻ	j	ɰ			
Lateral approximat				l		ɭ	ʎ	L			

Where symbols appear in pairs, the one to the right represents a voiced consonant, Shaded areas denote articulations judged impossible.

Abb.2.2.2.Das internationale phonetische Alphabet für die Konsonanten [HAKKARAINEN, 1995]

Die Einteilung der Konsonanten erfolgt nach dem Artikulationsmodus (anatomischer Ort wie bilabial, alveolar bis glottal) und dem Überwindungsmodus (Plosiv, frikativ bis lateral approximat) und werden so im internationalem phonetischen Alphabet (Abb.2.2.2.) dargestellt.

Zum weiteren Verständniss sind die für das Deutsche relevanten Konsonanten in als grundlegende Laut-Buchstaben-Zuordnungen im DUDEN [2000] einschliesslich der amtlichen Regelung der deutschen Rechtschreibung beschrieben. Zur Lautbildungs- stelle und Kieferöffnungswinkel der einzelnen, zu untersuchenden Konsonanten wird auf den Anhang verwiesen.

Die bei der Lautbildung aktiven Teile der Sprechwerkzeuge werden als artikulieren- de Organe bezeichnet. Es handelt sich dabei in erster Linie um die Unterlippe und die verschiedenen Teile der Zunge. Obwohl auch Oberlippe und Velum während der Lautbildung nicht passiv sind, werden diese nicht unter die artikulierenden Organe sondern unter Artikulationsstellen eingereiht.

Der Sprachablauf weist sich jedoch nicht als blosse Aneinanderreihung klassifizierter Einzellaute aus, bei der die Steuerungsparameter von einem Wert auf den anderen springen, sondern die Sprache ensteht durch fliessende Dauerbewegungen mit Be- teiligung aller Sprechorgane. ABERCOMBIE [1967] räumt ein, dass die Sprache nicht wirklich eine Aufeinanderfolge isoliert produzierter Sprachsegmene darstellt, dass es aber nur einen praktikablen Weg ihrer Beschreibung gibt, den konsonantischen Laut, der ein Punkt im ständigen Wechsel des Sprachstomes ist, „wie eingefroren zu be- handeln".

Instrumentelle Phonetik

Schall ist als Schwingungsvorgang in jedem Fall ein zeitabhängiger Vorgang. Darüber hinaus sind der Sprachschall und auch einzelne Sprachlaute durch unterschiedliche, jedoch oft äusserst starke und schnelle Änderungen der Schwingungsformen charakterisiert. Deshalb eignet sich zur Darstellung von Sprachschall ein Spektrum-Zeit-Diagramm (= Spektrogramm, Sonagramm) besonders gut (Abb.2.2.3.). Die Zeit wird darin auf der Abszisse, die Frequenz auf der Ordinate aufgetragen. Der im Spektrum eigentlich der Frequenz zugeordnete Schallpe-

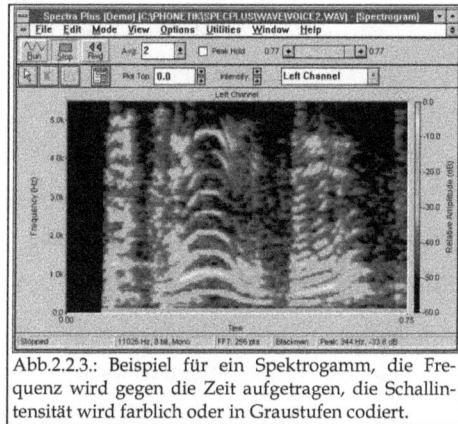

Abb.2.2.3.: Beispiel für ein Spektrogamm, die Frequenz wird gegen die Zeit aufgetragen, die Schallintensität wird farblich oder in Graustufen codiert.

gel erscheint als Schwärzungsgrad, Grauton oder Farbabstufung und ist auf einer dritten nach vorn auf den Betrachter zulaufenden Koordinate aufgetragen zu denken. Neben dem Spektrogramm (syn.: Sonagramm) sind Frequenzspektren als reine Darstellung des Frequenzganges gegen den Schalldruck zur Lautanalyse unverzichtbar. Letzlich besteht auch ein Spektrogramm aus aneinandergereiten Frequenzspektren in definierten Zeitabschnitten. Um diese Frequenzspektren, auch als Basis der Spektrogramme, zu generieren, müssen Instrumente genutzt werden, die zunächst das Vorhandensein einer Frequenz in einem Laut anzeigen können. Im einfachsten Fall ist dies eine Stimmgabel als Resonator, die aufgrund der Resonanz in Schwingung gerät, wenn die anregende Frequenz der Stimmgabelstimmung entspricht.

Resonatoren können nun auch als Filter in technischen Analysegeräten eingesetzt werden, um die Komponenten eines komplexen Schalls zu ermitteln [BAKEN, 1975]. Wenn die Filterbandbreite eines Filters relativ klein ist, wird von einem Schmalbandfilter gesprochen. Ist dagegen die Frequenzdifferenz an dieser Stelle der Durchlasskurve relativ gross, wird von einem Breitbandfilter gesprochen. Ein Breitbandfilter weist eine relativ grosse Dämpfung auf, fasst dafür einen relativ grossen Frequenzbereich zusammen. Ein Schmalbandfilter ermöglicht in seinem Durchlassbereich relativ grosse Amplituden, lässt jedoch nur wenige Frequenzen passieren. Für die Analyse von Sprachlauten werden daher vorwiegend Breitbandfilter eingesetzt [STANDKE, 1993].

Analoge Frequenzanalysatoren und Sonagraphen mit elektronischen Filtern haben heute nur noch historische Bedeutung [BAKEN, 1987]. Auf der Basis der digitalen Signalverarbeitung und digitalen Filterung lassen sich Bandbreite von Filtern über Algorithmen für den Anwender einfach und nahezu übergangslos verändern und somit an Fragestellung anpassen.

Die Grundlage jeder digitalen Signalverarbeitung ist das Instrument der Fouriertransformation, auf die hier nicht weiter eingegangen wird. Für eine ausführliche Beschreibung wird auf BRIGHAM [1995], „FFT - Schnelle Fouriertransformation", für die Algorithmen auf PRESS ET AL [1992] „Numerical Recipes in C" und für die Berechnung von Filtern und phonetischen Parametern auf STANDKE [1993] verwiesen.

Neben der reinen Analyse von Frequenzspektren sind Algorithmen zur Berechnung weiterer phonetischer Parameter wie Jitter, Shimmer, Heiserheit, Behauchung, Anteil betonter und unbetonter Laute sowie mittlerer Vokalformant auf der Basis der FFT entwickelt worden [PRESS, 1992, STANDTKE, 1992]. Allerdings sind die Ergebnisse dieser Berechungen mit Vorsicht zu interpretieren. KÜNZEL [1987 und persönliche Mitteilung 2000] hält gerade die Algorithmen zur Berechnung des mittleren Vokalformanten zur Zeit für unzureichend.

2.2.4. Grundlagen der Phoniatrie

Störungen der Phonation

Die Störung der Phonation kann in zentrale und periphere Störungen eingeteilt werden. Unter den zentralen Sprachstörungen ist in erster Linie der Ausfall des Brocaschen Sprachzentrums zu beachten. Die Fähigkeit zu sprechen geht verloren, obwohl die primäre motorische Rinde für die Sprechmuskulatur und die entsprechenden Hirnnerven, deren Kerne und der periphere Sprechapparat völlig intakt sind (motorische Aphysie), [SCHMIDT, 1985].

Eine häufige Ursache einer peripheren Störung ist ein ein- oder doppelseitiger Ausfall der Kehlkopfmuskulatur infolge Recurrens-Lähmung. Bei doppelseitigem Ausfall ist eine Phonation nicht mehr möglich (Aphonie), während leichte Schädigungen zur Heiserkeit führen. Neben einer erheblichen Behinderung beim Atmen kann jedoch auch bei einem doppelseitigen Ausfall eine sprachliche Verständigung mit der Flüsterstimme erfolgen, da die Artikulation nicht gestört ist. Auch bei kompletter Entfernung des Kehlkopfes kann mit Hilfe der Ösophagussprache eine Sprache erlernt werden.

Störungen der Artikulation

Eine Funktionseinbusse der Zungen- und Rachenmuskulatur führt oft zu einer erheblichen Beeinträchtigung des Sprechvermögens, da die Formanten nicht gebildet werden können. So kommt als Beispiel die „klossige Sprache" bei der Bulbärparalyse zustande, einer neurologischen Erkrankung, die unter anderem die motorischen Hirnnervenkerne erfast. Somit ist auch die nervöse Innervation der Zungenmuskulatur beeinträchtigt [SCHMIDT, 1985]. Angeborene Lippen-Kiefer-Gaumenspalten führen in einem erheblichen Masse zu Lautbildungsstörungen. Neben dem Unvermögen, bestimmte Laute erst gar nicht bilden zu können, führt das „offene Näseln" bis hin zur Sprachunverständlichkeit. Operative Abdeckung und/oder prothetische Abdeckungen der Spalten sind für die Sprachentwicklung schon im Kleinkindalter unumgänglich.

Neben diesen Erkrankungen wird bei einer fehlerhaften Artikulation Stammeln, Stottern, Näseln und Poltern unterschieden. Als Stammeln werden Fehler der Aussprache bezeichnet und unter dem Begriff Dyslalien zusammengefasst. Nach ONDRÁČKOWÁ [1964] ist für die regelrechte Vokalbildung das Verhältnis des Rauminhaltes der Mundhöhle und der Rachenhöhle relevant, für eine regelrechte Konsonantenbildung jedoch die Gestaltung des vorderen Teiles der Mundhöhle. PANCONCELLI-CALZIA [1924] sieht darüber hinaus in den Konsonanten zum Teil spezifische Leistungen des Ansatzrohres und jede Änderung, gleich welcher Art und Genese, werde also in erster Linie die Konsonantbildung treffen müssen.

Der Sigmatismus, landläufig als „Lispeln" bezeichnet, ist wohl die häufigste Dyslalie, und wird damit in Zusammenhang gebracht, dass das „s" meist als letzter Laut erworben wird. Zur Bildung der „s" und „z"-Laute bildet die Zunge eine mediane Rinne zum Gaumen (s. Anhang B), so dass die Luft nur im Bereich der ersten Inzisivi austritt. Diese Hemmschwelle liegt im Regelfall der Normalsprecher cirka einen Zentimeter hinter der Zungenspitze, die dabei hinter den unteren Inzisivi ruht (prädorsale Bildung). Bei der apikalen Bildung liegt die Überwindungsstelle an der Zungenspitze, die sich hinter den oberen Inzisivi befindet [WÄNGLER, 1972].

Hörstörungen

Der Schall muss einen bestimmten Schalldruckpegel überschreiten, um gehört werden zu können. Dieser Schwellenwert wird Hörschwelle genannt. Diese Hörschwelle (Abb.2.2.4.) ist frequenzabhängig. Im Bereich von 2000-5000 Hz ist das menschliche Ohr am empfindlichsten, während im Bereich hoher und tiefer Frequenzen erheblich höhere Schalldruckpegel nötig sind, um die Schwelle zu überschreiten [SCHMIDT-THEWS, 1985]. Bei

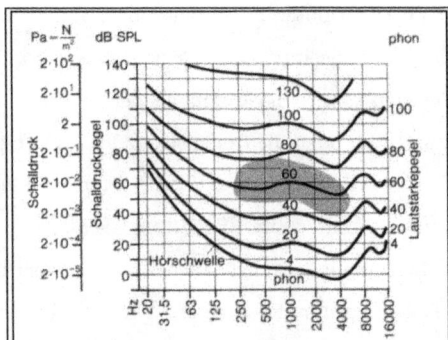

Abb.2.2.4.: Hörfläche des menschlichen Gehörs mit Hörschwellenkurve, Kurven gleicher Lautstärke (Isophone) und Hauptsprachbereich (grau) nach DIN 45630. Die Ordinaten der linken Seite geben eine Gegenüberstellung von Schalldruck und Schalldruckpegel.

den in der Abbildung 2.2.4. gezeigten Isophonen handelt es sich um Kurven gleicher Lautstärke. Dies sind international genormte Mittelwerte einer grossen Zahl gesunder, jugendlicher Versuchspersonen. Alle Töne, unabhängig von ihrer Frequenz, die auf dieser Kurve liegen, werden als gleich laut empfunden. Auch die Hörschwelle ist eine Isophone, deren Töne, die auf ihr liegen als gerade überschwellig empfunden werden. Die mittlere Hörschwelle liegt bei gesunden Versuchspersonen um 4 phon [GAUER, 1972].

a) Schalleitungsstörungen

Wird der Schall nicht im üblichen Umfang übertragen, liegt eine Schalleitungsstörung im Mittelohr vor. Als Beispiel kann durch eine Entzündung des Mittelohres der Trommelfell-Gehörknöchelchenapparat nicht im gewohnten Umfang Schallenergie an das Innenohr übertragen. So resultiert eine Verschlechterung des Hörvermögens bei intaktem Innenohr [BECKER, 1989].

b) Schallempfindungsstörungen

Liegt eine Schädigung der Haarzellen des Cortischen Organs vor, ist der Transduktionsprozess an den Sinneszellen oder die Transmitterfreisetzung gestört. In Folge der Störung der Informationsübertragung von Cochlea an das ZNS resultiert eine Schwerhörigkeit.

c) Retrocochleäre Schäden

Bei intaktem Mittelohr und Innenohr liegt hier eine Schädigung am zentralem Teil der primären afferenten Nervenfasern oder an anderen Teilen der Hörbahn vor. Als Ursache werden häufig Hirntumore gesehen.

Hörprüfung / Audiometrie

Die Prüfung des Hörvermögens wird als Audiometrie bezeichnet. Mit Hilfe unterschiedlicher Testverfahren kann sowohl eine Schädigung des Hörapparates nachgewiesen werden als auch auf deren Sitz rückgeschlossen werden [LEHNHARDT, 1978]. Der wichtigste klinische Test ist die Schwellenaudiometrie. Dem Patienten werden hierbei über einen Kopfhörer einohrig verschiedene Töne angeboten. Der Arzt beginnt im sicher unterschwelligem Bereich und erhöht den Schalldruck langsam, bis der Patient eine Hörempfindung angibt. Der dazu gehörige Wert wird zur Dokumentation in ein Diagramm eingetragen, das als Audiogramm bezeichnet wird [SCHMIDT-THEWS, 1985]. Der Hörverlust kann dann in dB für die einzelnen Frequenzen in dB angegeben werden. Dieses Testverfahren überprüft die Luftleitung. Unter Überprüfung der Knochenleitung wird verstanden, dass der Ton statt über einen Kopfhörer mittels eines Schwingkörpers, aufgesetzt am Mastoid, übertragen wird. Durch den Vergleich von Luftleitung und Knochenleitung kann eine Unterscheidung von Mittelohrschwerhörigkeit (Luftleitung herabgesetzt, Knochenleitung normal) und Innenohrschaden (beide Prüfverfahren ergeben ein herabgesetztes Hörvermögen) getroffen werden. Wenn bekannt ist, welches Ohr geschädigt ist, kann ein Innenohrschaden vom Mittelohrschaden auch durch den Weberschen Versuch abgegrenzt werden: Wird eine schwingende Stimmgabel auf die Mitte des Schädels aufgesetzt, gibt ein Patient mit Mittelohrschaden an, den Ton auf der kranken Seite zu hören, der Patient mit einem Innenohrschaden hört den Ton auf der gesunden Seite.

Insbesondere ermöglichen neu entwickelte Testverfahren im Rahmen der Pädaudiologie [BERGER, 2000] eine Erkennung der Schwerhörigkeit oder Taubheit auch im Kleinkindalter. Dies ist deshalb so wichtig, da ohne ausreichendes Gehör keine spontane Sprachentwicklung stattfindet [BISALSKI, 1994, BERGER, 1998]. Vereinfacht heisst dies: was nicht gehört wird, kann auch nicht gesprochen werden.

2.2.5. Der Einfluss von zahnärztlich-rekonstruktiven Behandlungen auf die Sprachlautbildung

Die Komplexität der Beziehungen von Sprech-, Kau- und kosmetischer Funktion wurden bereits von MCQUILLEN [1864] mit seinem Werk „The anatomy and physiology of expression and the human teeth in their relations to mastication, speech, appearance" Bedeutung beigemessen. BRÜCKE [1865] befasste sich mit Forschungen zu Artikulationszonen und stellte Zunge, Zähne, Lippen und die zugehörigen Gaumenauflageflächen als beteiligt heraus. Historisch interessant für die Zahnheilkunde ist es, dass schon 1872 durch den Zahnarzt OAKLEY-COLES erste Palatogramme zur Sichtbarmachung der Kontaktzonen von Zunge und Gaumen bei der Sprachlautbildung angefertigt wurden.

An Übersichtsarbeiten [NEUMANN, 1925, UEBERHORST, 1951, ROTHMANN, 1961, TRENSCHEL, 1961, PALMER, 1979, CARR, 1985, GROETSEMA, 1987, REITEMEIER, 1990, MCCORD, 1994, WHITMYER, 1998] Fallbeschreibungen [OWERT, 1921, CLAVEL 1984, KLÄHN, 1989, CHASIN, 1995 MILLER, 1995, SINGH, 1997] und Hinweisen [CHIERCI, 1973, WEISSMANN, 1983, BROSE, 1987, STUCK, 1996] zu dieser Thematik mangelt es in der Chronologie nicht, jedoch sind aussagekraftige, mit statistisch gesicherten Ergebnissen belegte Studien eher selten zu finden. Mit dem Einzug von implanatgetragenen Strukturen in die Zahnheilkunde wurde stets die Lautbildung mit diskutiert, doch auch hier finden sich neben Fallbeschreibungen [PAREL, 1989, GRASER, 1989,], Statements [SAUNDERS, 1993] und subjektiven Bewertungen von Seiten der Patieten [GRANDMONT, 1994] keine gesicherten Studien zum Einfluss dieser Rekonstruktionen auf die Lautbildung.

Neben den reinen Zahnersatzformen wird auch der Einsatz von „Hilfsprothesen" oder spezieller intraoraler Übungsgeräte [CASTILLO-MORALES, 1985, HAMLET, 1985, WOLFAARDT, 1993] zur Unterstützung einer logopädischen Therapie diskutiert, deren Anfertigung in den zahnärztlichen Behandlungsbereich fallen.

Eine spezielle Disziplin in der Zahnheilkunde stellt die Behandlung von Patienten mit Lippen-Kiefer-Gaumenspalten und Patienten mit angeborenen oder erworbenen Defekten dar, da hier sowohl die Hörfähigkeit [GODBERSEN, 1989] als auch die sprachliche Leistung [MALSON, 1957, JAKHI, 1990, WALTER, 1990, TURNER, 1997,

LOHMANDER-AGERSKOV, 1997 und 1998, PINBOROUGH-ZIMMERMAN, 1997, CHENG, 1998, LAITINEN, 1998] mitunter sehr eingeschränkt ist und von HARDING [1996] dezidiert beschrieben wird. KOBES beschrieb 1968 umfassend die Versorgung von Kiefer-Gaumendefekten auf prothetischem Wege und deren Auswirkung auf die Bildung der Sprachlaute.

REITEMEIER [1990] weist auf die Gestaltung von Defektprothesen hin und stellt eine Verbesserung der Spachlautbildung von bis zu 70,5% bei der prothetischen Versorgung von grösseren Defekten fest. Fallbeschreibungen von SHIMODAIRA [1994] und ARCURI [1994] sowie eine Untersuchung von GITT [1999] unterstützen diese Grössenordnung an Sprachlautverbesserung. In der internationalen Literatur werden diese Defektprothesen mittlerweile schon als „speech aid prostheses" [BADEN, 1954, ARAM, 1959, GARDNER, 1990, SHIFMAN, 1990, MANGANARO, 1997, PSILLAKIS, 1999] bezeichnet, was den Stellenwert der Sprachlautbildung für diese Patienten besonders unterstreicht. Neben der prothetischen Lösung zur Deckung der Defekte und Wiederherstellung der Sprachfunktion sollte alternativ immer die plastische Deckung [EWERS, 1988, MATSUI, 1995, SCHMELZEISEN, 1996] als Alternative in Betracht gezogen werden.

Die Zahnreihen als passive Lautbildner

Die Zähne als reihenförmig angeordnete, nicht veränderbare Gebilde der Mundhöhle sind primär nicht in den Prozess der Phonation eingeschlossen, erhalten jedoch als akzessorische Lautbildner eine eminente Wichtigkeit. Schon zu Beginn der Erlernung und Verwendung der Sprachlaute findet eine Dienstbarmachung dieser Hartgebilde des Ansatzrohres statt und es fällt ihnen die Aufgabe zu, einzelne Laute zu bilden, die in ihrem Frequenzaufbau von keinem anderen Organ hervorgebracht, geschweige denn ersetzt werden können [KOBES, 1957]. Dabei sind es hauptsächlich die Konsonanten, welche von Fehlern innerhalb der Zahnreihen betroffen werden. Stellungsanomalien beeinflussen die Sprache am meisten, da sie die Bisslage, d.h. die Stellung der Kiefer zueinander festlegen [GUTZMANN, 1895].

REICHENBACH [1963] gibt bei bei Sprechstörungen in 60-70% der Fälle Kiefer- und Zahnstellungsanomalien an. MÜHLHAUSEN und LIEB [1964] erstellten anhand einer Untersuchung mit 3086 Schulkindern eine Statistik über die Relation von Sprachanomalien in Beziehung zu Zahn- und Kieferanomalien mi dem Ergebniss, dass am häufigsten ein offener Biss und ein lückiges Gebiss in Beziehung zum Lispeln gebracht werden konnte Die Studie wurde dann 1978 von KOZIELSKI und CHILLA und 1982 von BURCKHARD in ihrer Grundaussage bestätigt werden. JENSEN [1990] postuliert einen Zusammenhang zwischen Lautbildung und Angle-Klassen, führt allerdings in seinen Untersuchungen keinen Nachweis zu dieser Theorie.

EBERHARDT [1954] führte eine Überzahl von Prämolaren als Grund für die Bewegungseinschränkung der Zunge an. VINKELOE [1957] zeigte auf, dass durch palatinal durchgebrochene Zähne die Zungenbeweglichkeit eingeschränkt wird und dadurch ein Sigmatismus adentalis entsteht. Ebenso behindern stark ausgeprägte palatinale Höcker die Sprache, wie berteits ARNOLD [1943] und MÜLLER [1931] erkannten. LUNDQVIST [1992] stellte eine Abhängigkeit zur Breite einer fixen Rekonstuktion und zur Anzahl der Okklusionskontakte fest, findet jedoch keinen Hinweis auf den Einfluss von Zahnform und Zahnstellung.

Insbesondere die Bildung des Konsonanten „S" stand im Zentrum vieler Untersuchungen [SILVERMAN, 1967, SCHÖNEKERL, 1989]. KOBES [1958], der eine Prothesenkonstruktion mit phonetisch-klinischem Effekt angegeben hat, sagt über den S-Laut, dass er mit allen Varianten den schwierigsten aller Sprachlaute bilde, da er in der Entwicklung der Sprache sehr spät auftrete und sehr schnell durch fremde Einflüsse gestört werden könne und wohl die geringste physiologische Breite habe.

Auch die Zahnstellung sowie die damit verbundene Gaumenform [TANAKA, 1973, LAINE, 1986] haben einen nicht zu vernachlässigenden Einfluss auf die Lautbildung.

SEIFERT [1997] konnte durch Aufbringen einer dünnen Zementschicht auf den Gaumen statistisch erstmals gesicherte Aussagen zu einer Fehlbildung des S-Lautes treffen, bemerkt aber, dass Sprache und Sprachlautbildung sich als derart komplexe Mechanismen erweisen, dass sie sich nicht in einem einfachen kausalen Zusammenhang mit Veränderungen der peripheren Sprechwerkzeuge bringen lassen.

Zahnverlust und Lautbildung

KOBES [1958] interessierte ebenso wie REUMUTH [1961] der phonetische Aspekt von Zahnverlust und Zahnersatz auf die Sprache. Tritt ein Zahnverlust ein, so ist es auch aus phonetischer Sicht unumgänglich, Zahnersatz anzufertigen. Denn die veränderte Sprache fällt der Umwelt auf [KOBES 1957]. MÄNEL [1931] bemerkte, dass eine Sprachveränderung den beruflichen Wettbewerb beeinträchtigt und die gesellschaftliche Stellung beeinflusst.

Schon der Verlust eines Weisheitszahnes kann nach Extraktion zu Problemen mit der Lautbildung führen [SAVIN, 1997], dies allerdings nur für kurze Zeit bis zur Abheilung der Wunde.

ALLEN stellt 1959 das Postulat der dreifachen Berücksichtigung von Mechanik, Ästhetik und Phonetik für die Konstruktion einer Prothese auf. GEBHARD [1951] unterstreicht die Notwendigkeit der Einbeziehung der Phonetik in den zahnärztlichen Arbeitsbereich. Er trennt physiologische Schwankungen in der Artikulationsbasis von pathologischer Transposition der Artikulationsbasis. KAÁN [1994] und SCHÖNEKERL [1989] zeigten anhand akustischer Computeranalysen erhebliche Unterschiede in der Lautbildung zwischen vollbezahnten und mit Totalprothesen versorgten Patienten auf. SONES weist 1989 auf Lautbildungsstörungen durch implantatgestützte Rekonstruktionen hin und fordert auch schon für die Insertion eine korrekte, phonetisch überprüfte Positionierung der Implantate. Auch LUNDQVIST [1993] weist auf eine Sprachbeeinträchtigung durch eine implantatgestützte Rekonstruktion gegenüber einer Totalprothese hin, führt dies allerdings in erster Linie auf Hörschwierigkeiten der untersuchten Patienten zurück.

Daneben stellt sich Zahnverlust und Zahnersatz auch als ein psychologisches Problem heraus [BALTERS, 1956, KRANZ 1958], das neben der kausal bedingten Sprachveränderung auch eine veränderte Lautbildung durch psychologische Phänomene [STANDTKE, 1993] hervorrufen kann. DOLDER [1956] bemerkt in diesem Zusammenhang: „Je stärker die Sprache eines Menschen von der Existenz der Frontzähne mit beeinflusst wird, je mehr ein Mensch mit seiner Umwelt reden oder verhandeln muß, desto mehr schätzt er die phonetische Leistung seiner Zähne; für Sänger und Blas-Instrumentalisten sind sie sogar Berufsgrundlage."

Totalprothesen und Lautbildung

NADOLECZNY [1927] fordert für eine nach phonetischen Gesichtspunkten korrekt gestaltete Prothese anatomisch geformte Zähne, ein individuelles Gaumenfaltenmuster, keine Bedeckung noch vorhandener Zähne durch die Prothesenplatte und Frontzähne, die nur knapp über die Oberlippe ragen dürfen.

GEERING [1965] untersuchte die Lautbildung mit der unteren totalen Prothese und bemerkt, dass die Zunge bei der Bildung des Konsonanten „S" die unteren Schneidezähne berührt und fordert daher, der Zunge zur korrekten Phonation den nötigen Raum im Unterkiefer zu gewähren sowie auf eine zu dicke Formgestaltung der Lingualpartie zu verzichten. Er räumt allerdings ein, dass sich die Zunge an die eingeengte Situation innerhalb eines Monates adaptiert und eine normale Aussprache des „S" erfolgt.

Auch die Zahnstellung sowie die damit verbundene Gaumenform [LAINE, 1987] haben einen nicht zu vernachlässigenden Einfluss auf die Lautbildung. LAINE [1986] wies einen höchst signifikanten Unterschied in der „S"- Lautbildung zwischen Patienten mit einer Innenstellung der Seitenzähne zur Normstellung auf. Missbildungen dieses Lautes beobachtete er bei Patienten mit Innenstellung der Seitenzähne und einem hohen Gaumen. POUND [1970] entwickelte empirisch Strategien zur phonetisch korrekten Aufstellung der Front- und Seitenzähne in der Totalprothetik. Neben der Forderung, dass die Oberkieferfrontzähne die Unterlippe auf der Trocken-Feuchtgrenze bei Bildung von „f"-Lauten sanft berühren sollen, unterteilt er eine Aufstellung der Unterkieferfrontzähne nach Angle-Klassen und berücksichtigt die anteriore Führung. In der Seitenzahnaufstellung weicht er von der statischen Aufstellung auf der Kieferkammmitte ab, sondern stellt die Zähne, entsprechend dem natürlichen Vorbild, parabelförmig auf.

Kaán [1994] postuliert, dass das Ausmass der Lautbildung und der suprasegmentalen Eigenschaften von Personen mit Totalprothesen von denen mit natürlichem Gebiss auch von den individuellen anatomischen Gegebenheiten, dem Alter, dem „nervlichen Zustand", der Kompensationsfähigkeit des Patienten und im entscheidendem Masse von der Sorgfalt und der fachgerechten Ausführung der zahnärztlichen und zahntechnischen Arbeiten abhängt.

PECANOV [1998] zeigte in einer spektrographischen Analyse von zahnlosen und mit Totalprothese versorgten Patienten nicht nur Fehlbildungen der Konsonanten, sondern auch, entgegen den Behauptungen von KAÁN [1995], Abweichungen in den Formantbereichen der Vokale.

Neben der Zahnstellung und gesamten Auswirkung einer Totalprothese auf die Lautbildung ist die Gestaltung der Gaumenplatte immer wieder Gegenstand der Diskussion. Auf einer glatten, hochglanzpolierten Prothese geht für die Zunge jede Orientierung verloren [REUMUTH 1957]. Eine nach dorsal zu lange Prothese stellt eine Irritation des weichen Gaumens dar und führt zu einer gutturalen und hölzernen Sprache [SUTER, 1951] Ebenso kann eine zu weit rachenwärts reichende Prothese losgehebelt werden und es kommt zu Sprachstörungen durch Teilung des Phonationsstromes durch den dorsal undichten Abschluss [EISENRING, 1951]

FÖRSTER [1967] stellt vier Punkte zur Verbesserung der phonetischen Funktion auf:

1. Künstliche Gaumenfalten

2. Künstliche Papilla inzisiva

3. Tast- oder Berührungskamm in der Mittellinie des Gaumens nach SUTER [1951]

4. Phonetisch aktive Platte nach KOBES [1958]

Dabei sollten die künstlichen Gaumenfalten nicht zu stark ausgeprägt sein [SUTER, 1951], da zu kräftige Falten den Luftstrom behindern. REUMUTH [1957] sieht allerdings keinen Erfolg in der Verwendung von Fertigfaltenmustern sondern favorisiert individuelle Gaumenfalten. Diese sollten allerdings nur bei Neuprothesenträgern Verwendung finden [FOERSTER, 1967]. Prothesenträger, die über Jahre an eine glatte Prothesenfläche gewöhnt sind, empfinden sowohl ein Faltenmuster als auch eine Darstellung der Papilla inzisiva als störend, während in den Untersuchungen von GOYAL und GREENSTEIN [1982] das Aufkopieren der vorhandenen Gaumenfalten auf die Gaumenplatte die von den Patienten überwiegend positiv bewertet wurde. BALTERS [1956] und KOBES [1957] empfehlen eine mattierte, nicht hochglanzpolierte Platte, an der der Speichel besser hafte, die Zunge eine rauhe, gewöhnte Oberfläche spüre und eine bessere subjektive Einstellung des Patienten resultiere. KOBES [1958] entwickelte ferner die Idee einer „phonetisch aktiven Platte". Nach Palatogrammen wurden artikulatorisch bedeutsame Hauptareale und Nebenareale definiert. Die

Haupareale sollten nun etwas tiefer als das Niveau der Prothesenplatte gestaltet werden, das Nebenareal etwas erhabener sein. Dadurch liesse sich eine Verbesserung der Laute „t", „z", „l", „s", „ç" und „ʃ" erreichen.

Unter Einsatz einer Komplexmesstechnik konnte SCHÖNEKERL [1989] den Einfluss einer Ober- und Unterkieferplatte auf die S-Lautbildung experimentell nachweisen, weiter gelang auch der Nachweis, dass beim zahnlosen Patieten der typische S-Laut verlorengeht, sich aber sofort nach Eingliederung von Totalprothesen wieder aufbaut und nach einer dreimonatigen Adaptationszeit wieder stabilisiert. PETROVIC [1985] zeigte anhand einer spektrographischen Studie die Lautveränderungen an verschiedenen Totalprothesenmodifikationen, dabei sind die grössten Abweichungen zwischen „mit" und „ohne" Prothese gemessen worden, während der Einfluss der Frontzähne als eher gering eingestuft wurde. Veränderungen an der Gaumenplatte hingegen ergaben einen sicheren Einfluss auf die Lautbildung. RITCHIE [1982] untersuchte 4 Probanden mit je 6 Totalprothesenmodifikationen und folgerte, dass die Gestaltung des Gaumens und die Zahnstellung einen Einfluss auf die Lautbildung hat.

SIEBERT [1986] mass der Gaumenplattenform eine eher untergeordnete Auswirkung auf die Lautbildung zu, er geht im Gegensatz zu REUMUTH [1957] davon aus, dass sich eine neue, individuelle Sprache bildet, die sich für das Ohr von der natürlichen Sprache nicht unterscheidet, ebenso ist er der Meinung, dass eine dünne Gaumenplatte [EBERHARDT, 1954, EICHNER, 1974] gegenüber einer dickeren Gaumenplatte nicht günstiger für die Lautbildung ist.

Lebensqualität unter dem Aspekt von Lautbildung und Zahnersatz

MÄNEL stellt schon 1931 heraus, dass eine Sprachveränderung den beruflichen Wettbewerb beeinträchtigt und die gesellschaftliche Stellung beeinflusst. Auch der Wille des Patienten zur Inkorporation wird nachhaltig von den anfänglichen Negativmomenten, auch in phonetischer Hinsicht, geprägt [SLANKAMENAC 1980]. Nach seinen Untersuchungen anhand einer Fragebogenaktion legen 96,1% der weiblichen Patienten und 73% der männlichen Patienten grössten Wert auf eine normale Aussprache nach prothetischer Versorgung.

Die Zufriedenheit von Patienten mit ihrem Zahnersatz wurde auch unter dem Aspekt der Lautbildung von einigen Autoren [YI, 1996, CIBIRKA, 1997, DE BAAT, 1997, TOLJANIC, 1997, AWAD, 1998, BRUNELLO, 1998, FEINE 1998] untersucht, allerdings sind die Ergebnisse, die die Lautbildung betreffen, nicht dokumentiert oder nicht weiter interpretiert.

Nach Verbesserung des Haltes einer Prothese durch Implantatretention [GROGONO, 1989, CLANCY, 1991, NAERT, 1991] geben in der Regel die meisten versorgten Patieten eine subjektive Verbesserung ihrer Sprachlautbildung an. STEWART [1997] wies nach, dass Patienten, die mit herausnehmbaren Rekonstruktionen versorgt wurden, auch nach längerer Tragedauer der Prothese (6 Monate), signifikant mehr Schwierigkeiten mit der Sprachlautbbildung angaben, als solche Patienten, die festsitzend versorgt wurden.

Ein Mass für den Stellenwert der Sprache ist es, wenn Sprache infolge eines grossen Defektes im Zahn-, Mund-, Kieferbereich nur unzureichend gebildet werden kann. Wedel [1994], beschreibt, dass 65% der in Göteborg versorgten Defektpatienten in erster Linie den Wunsch hatten, wieder durch eine prothetische Versorgung verständlich sprechen zu können. GITT [1999] wertete Fragebögen von Patienten mit Lippen- Kiefer- Gaumenspalten aus, mit dem Ergebniss, dass 68% der Befragten die Sprachbildung als wichtigste orofaciale Funktion einschätzen, gefolgt von Kauen (57%) und Ästhetik (14%).

3. Material und Methode

3.1. Probandenauswahl

An dieser Studie nahmen Totalprothesenträger teil, die im Rahmen der studentischen Ausbildung in der Abteilung für Zahnersatzkunde der Klinik für Zahn-, Mund- und Kieferheilkunde der Philipps-Universität Marburg mit Totalprothesen versorgt worden waren Innerhalb der Recalluntersuchungen wurden 65 Patienten befragt, ob sie an dieser Studie teilnehmen würden.

Folgende Auswahlkriterien mussten von den Probanden erfüllt sein:

1. eine über ein Jahr komplikationslos getragene Totalprothese im Ober- und Unterkiefer
2. ein uneingeschränktes Lesevermögen
3. die Fähigkeit, ein akzentfreies „passables Standarddeutsch" zu sprechen
4. ein gutes Hörvermögen.

Die audiometrischen Voruntersuchungen wurde an allen Probanden durchgeführt , die sich freiwillig für diese Studie zur Verfügung stellten.

Audiometrie

Das Hörvermögen aller Probanden wurde mit einem Screening-Audiometer HP 8745 (Philips Audiometrische Technik, D-Hamburg) in 12 Frequenzbereichen von 0,125 bis 10 kHz über die Luftleitung überprüft. Das genutzte Audiometer liefert sinusförmige Prüffrequenzen (125, 250, 500, 750, 1000, 1500, 2000, 3000, 4000, 8000 und 10000 Hz) in einer Intensität von -10 dB bis + 100 dB in Stufen von 5 dB.

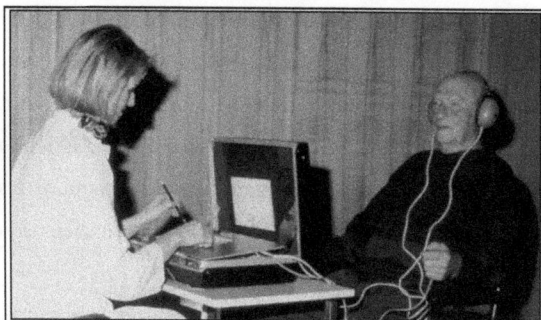

Abb.3.1.1.: Screening-Audiometrie zur Prüfung des Hörvermögens über Luftleitung (Audiometer HP 8735)

Die Übersprechdämpfung beträgt $\geq$ 60 dB zwischen linken und rechtem Kanal, der Signal/Rauschabstand ist ebenfalls $\geq$ 60 dB.

Den zu prüfenden Personen wurde erklärt, dass sie eine Reihe von verschiedenen Tönen hören werden, um zu ermitteln bei welcher jeweils geringsten Lautstärke noch eine Tonwahrnehmung besteht. Die Probanden wurden aufgefordert, die Patientensignaltaste zu betätigen, sobald sie einen Ton hören. Der Kopfhörer wurde positioniert und darauf geachtet, dass die Hörer das Ohr dicht umschliessen. (Abb.3.1.1.). Bei allen Untersuchungen wurde das Audiometer so aufgestellt, dass die zu prüfende Person die Bedienung des Gerätes nicht einsehen konnte (Abb.3.1.1.). Auf diese Weise wurde sichergestellt,

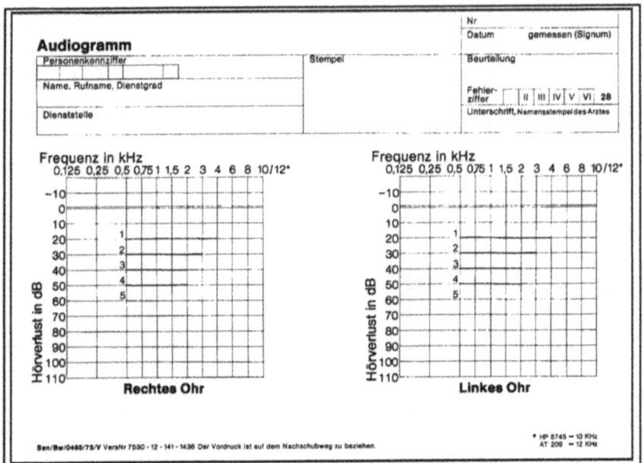

Abb.3.1.2.: Audiogrammformular zum Audiometer HP 8745 zum direkten Protokoll des Hörvermögens am Gerät.

dass die Probanden auschliesslich auf die akustischen Signale reagierten. Generell wurde immer zuerst das rechte Ohr überprüft und daran anschliessend das linke Ohr. Begonnen wurde die Messung bei einer Frequenz von 1000 Hz in einer Lautstärke von 40 dB. Wurde dieser Prüfton nicht gehört, war die Intensität um zu steigern. Nach Empfangen einer Antwort auf den Prüfton wurde die Lautstärke um jeweils 5 dB reduziert. Reagierte der Proband nicht mehr, so wurde der Schwellenwert unterschritten und die Intensität um jeweils 5 dB erhöht, bis der Proband den Ton wieder hörte und der Schwellenwert erreicht war. Dieser ermittelte Messpunkt wurde in ein Diagramm (Abb.3.1.2.) eingetragen. Anschliessend wurden die übrigen Messpunkte in der gleichen Weise ermittelt, indem zunächst mit den Frequenzen über 1000 Hz und anschliessend mit den Frequenzen unter 1000 Hz geprüft wurde. Die verbundenen Messpunkte auf dem Prüfdiagramm stellen die Hörverlustkurve dar.

Probanden, deren Hörverlust in einem dieser überprüften Frequenzbereiche über 20 dB lag, nahmen nicht an den weiteren Studien teil. Es wurde ihnen nahegelegt, eine weitere Hörprüfung in einer Facharztpraxis durchführen zu lassen.

3.2. Herstellung der Prüfprothese

Anforderungen an die Prüfprothese

Als Grundsatz galt es, eine Prothesenform zu entwickeln, die es ermöglichte, nur den Einfluss verschiedener Seitenzahnstellungen auf die Sprachlautbildung zu untersuchen.

Die zu entwickelnde Prüfprothese musste folgende Kriterien erfüllen:

1. Der Gaumen- und Frontzahnanteil der Prüfprothese sollte für alle Seitenzahnvariationen der selbe sein.

2. Mittels eines retentiven Elementes sollten die Seitenzahnsegmente austauschbar gefertigt werden.

3. Die Übergänge zwischen Segmenten und Basis durften keinen Einfluss auf die Phonetik nehmen.

4. Das Gewicht der Prüfprothese sollte in etwa dem einer normalen Totalprothese entsprechen.

Vorversuche

Die Vorversuche zur Herstellung der geforderten Testprothesen waren notwendig, da auf keine bislang in der Literatur berschriebene Methode Bezug genommen werden konnte.

Es wurde zunächst versucht, die gesamte Totalprothese über ein Injektionsverfahren zu doublieren. Nach dem Kopierverfahren wurden die Seitenzahnsegmente herausgesägt, neu in Wachs aufgestellt und in Kunststoff überführt.. Der Versuch einer wieder lösbaren Verklebung schlug ebenso fehl wie der Versuch mit Rillen und einer Klebewachsverbindung. Retentive Elemente auf der Basis modifizierter Modellpins und Hülsen genügten ebenfalls nicht den gestellten Ansprüchen (Ausrisse und Ausbrüche). Als Alternative wurde eine Modellgussbasis hergestellt, welche im Gaumenbereich und am Funktionsrand mit Kunststoff unterfüttert und komplettiert wurde. Als retentives Element wurden pro Segment zwei Zylinder aufgewachst, welche als Patrize dienen sollten. Die zahntragenden Segmente wurden auf der Modellgussbasis erst in Wachs aufgestellt, anmodelliert, und in Kaltpolymerisat überführt. Das retentive Element im Zahntragenden Teil, die Matrize entstand durch

Ummantelung der Patrize bei der Fertigstellung des Segmentes in Kunststoff. Die Problematik lag nur in dem sehr hohen Gewicht der Modellgussbasen. Dies führte zu einem mangelnden Halt der Oberkieferprothese.

Doublieren der Prothesenbasis

Die Basen der Originalprothesen wurden mit Silikon (Silaplast und Staseal, Fa. Detax, D-Ettlingen) im Doppelmischverfahren mit einem individurell herstellten Abformsockel aus Tiefziehfolie abgeformt.

Die Abformung wurde in eine Doublierküvette montiert und mit Alginat (Palgat plus, Fa.Degussa AG, D-Hanau) übergossen. Nach einer Abbindezeit von 15 Minuten konnte die Silikonform entfernt werden und die verbleibende Alginatdoublierung mit einem Hartgips Typ III (Octamol, Fa. Heraeus-Kulzer GmbH, D-Hanau) ausgegossen werden. Als Ergebnis entstand ein Funktionsmodell auf der Basis der Originalprothese.

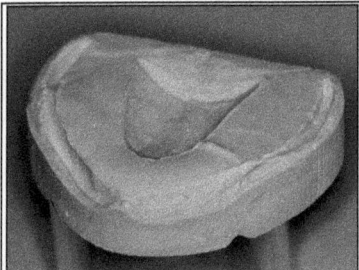

Abb.3.2.3.: Montagemodell aus Hartgips

Herstellung der Montagemodelle

Durch leichtes Eindrücken der Originalprothesen in einen mit Gips (Octamol, Fa. Heraeus-Kulzer GmbH, D-Hanau)) gefüllten Sockelformer entstand ein Montagemodell, auf dem sowohl die Originalprothese als auch die im Kopierverfahren entstandene Prothesenbasis sicher zu fixieren waren (Abb.3.2.3.).

Doublieren der Original-Zahnaufstellung

Zur Kopie der Seitenzahnsegmente erfolgte die Abformung der Zahnreihen der Originalprothesen mit einem additionsvernetzenden Silikon (Provil Putty, Heraeus-Kulzer, D-Hanau). Diese Abfomung wurde im Sinne eines „Zahnkranzes" mit einem Kaltpolymerisat

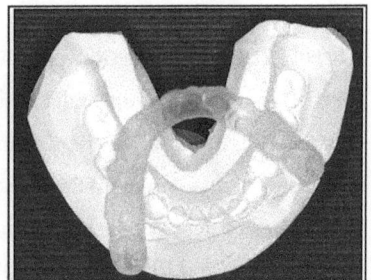

Abb.3.2.4.: Abformung der Zahnreihen und auspolymerisierter „Zahnkranz".

(Pro Base cold-clear, Fa. Ivoclar, D-Ellwangen) ausgegossen und einem Drucktopf (Palamat practic ELT, Heraeus-Kulzer GmbH, D-Hanau) für 20 Minuten bei 2,5 bar ausgehärtet und entfomt (Abb.3.2.4.).

Erhalt der vertikalen Dimension

Da eine Veränderung der vertikalen Relation des Zahnersatzes einen Einfluss auf die Lautbildung kann, war es unabdingbar, diese Relation identisch zu erhalten. Das Oberkiefermontagemodell wurde gelenkbezüglich mit einem Gesichtsbogen nach GERBER (Fa. Candulor AG, CH-Wangen) (Abb.3.2.5.) in den Gerber-Vario-Artikulator (Fa. Candulor AG, CH-Wangen) über die Oberkieferprothese montiert. Das Unterkie-

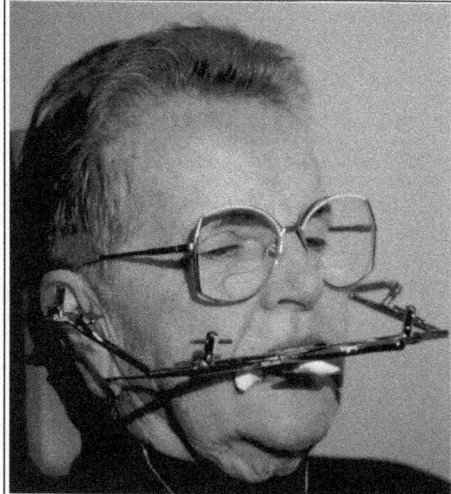

Abb.3.2.5.: Anlegen des Gesichtsbogen an die obere Totalprothese zum gelenkbezüglichen Transfer.

fermodell konnte mit Hilfe der in maximaler Okklusion verschlüsselten Prothesen zugeordnet werden. In Einzelfällen mussten die Prothesen im Munde des Patienten mit einem Silikon (Futar, Fa. Detax, D-Ettlingen) verschlüsselt zugeordnet werden. Durch diese Technik entstanden gelenkbezüglich montierte und in der ursprünglichen vertikalen Relation zugeordnete Remontagemodelle (Abb.3.2.6.), die als Basis für die späteren Zahnauf- und Zahnum-

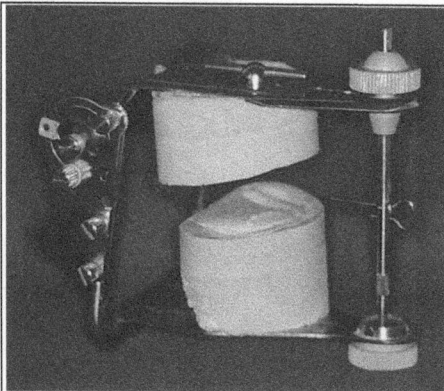

Abb.3.2.6.: Gelenkbezüglich transferierte Montagemodelle im Vario-Artikulator nach Prof. GERBER.

stellungen dienten. Um die Kopien der Zahnaufstellungen der Originalprothesen später den kopierten Prothesenbasen zuordnen zu können, war es notwendig, eine Übertragungshilfe zu fertigen.

Anfertigung der Übertragungshilfe

Die angefertigten „Zahnkränze" aus Kalt-poymerisat mussten später der Prüfpro-thesenbasis indentisch zu der Original-positionierung zugeordnet werden. Um dies zu realisieren, entwickelten wir eine „Gipsschlüsseltechnik" als Positionie-rungshilfe zum Erhalt dieser Relation.
Das Unterkiefermontagemodell wurde

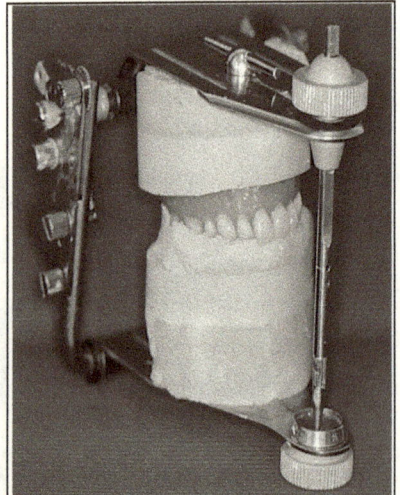

Abb.3.2.5.:Anfertigung einer Positionierungs-hilfe im Artikulator mit Hilfe der montierten Originalprothese im Oberkiefer und eines Gipsschlüssels im Unterkiefer

gegen Gips isoliert (Super Sep, Fa. Kerr GmbH, D-Karlsruhe) und Abdruckgips (Fa. Ernst Hinrichs GmbH, D-Goslar) aufgetragen. Die originale Oberkiefer-prothese war sicher auf dem Oberkiefer-montagemodell positioniert. Der Artiku-lator wurde dann geschlossen (Abb. 3.2.5.) und die Okklusalflächen der Prothesen-zähne tauchten in den Gipsbrei ein. Nach dem Abbinden den Gipses konnte der Artikulator geöffnet werden (Abb.3.2.6.).

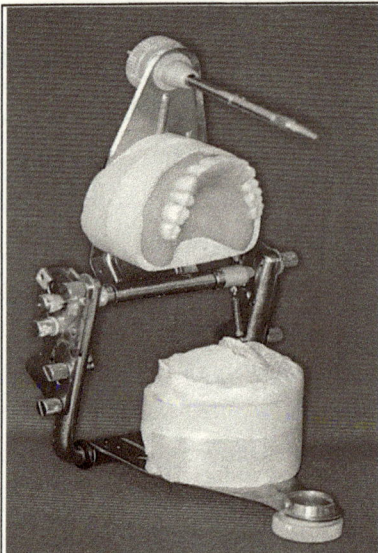

Abb.3.2.5.: Geöffneter Artikulator mit deutli-chen Impressionen der Zähne im unteren Gipsschlüssel.

Die Impressionen der Prothesenzähne im Gipsschlüssel erlaubten ein sicheres Positionieren des doublierten Zahnkranzes und eine genaue Zuordnung zur späteren Prüfprothesenbasis.

Herstellung der Metallbasen

Um einen sauberen Abschlussrand der gleichbleibenden Prüfprothesenbasis zu den Zahnkränzen und ein Attachment für die Zahnkränze zu erhalten, erwies sich in den Vorversuchen die Metallbasis als geeignetes Grundgerüst für die Prüfprothesenbasis. Für die zahntechnische Herstellung einer Metallbasis war es notwendig die Modelle zu doublieren und Einbettmassemodelle zur direkten Modellation herzustellen. Dazu wurden zunächst die Arbeitsmodelle für die Modellation vorbereitet, wobei Orientierungsrillen mit Vorbereitungswachs 0,5 mm (Fa. Bego GmbH & Co., D-Bremen) vestibulär, lingual und palatinal angebracht wurden. Die so vorbereiteten Arbeitsmodelle konnten in eine Doublierküvette (Eigenbau) gesetzt und mit Silikon-doubliermaterial (Deguform, Fa. Degussa, D-Hanau) doubliert werden. Das Doub-liermaterial wurde im Mischungsverhältnis 1:1, 15 sec. per Hand und 60 sec. unter Vakuum angemischt und aus 20 cm Distanz langsam auf die Arbeitsmo-delle gegossen. Nach einer Aushär-tungszeit von 60 min wurden die Modelle entnommen und die Sili-konform mit Einbettmasse (Wi-roplus, Fa. Bego GmbH & Co., D-Bremen) ausgegossen. Nach der Aushärtungszeit von 60 min. konnte das Einbettmassemodell entformt und auf diesem das Gerüst mit Hilfe von Wachsdrähten (Wachsdraht

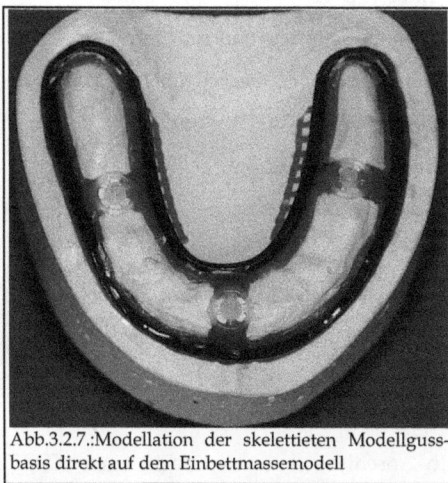

Abb.3.2.7.:Modellation der skelettierten Modellguss-basis direkt auf dem Einbettmassemodell

grün 2.0mm, Fa. Orbis Dental, Handelsgesellschaft mbH, D-Offenbach) modelliert werden (Abb. 3.2.7.). Diese Wachsdrähte bilden später die Abschlussrille zu den Zahnkränzen, werden etwas oberhalb des Vestibulums angebracht und verlaufen im Unterkiefer leicht oberhalb des Mundbodens und im Oberkiefer den Bereich des Torus palatinus und des weichen Gaumens aussparend rund um den Kieferkamm. Die dorsale Begrenzung befindet sich im Unterkiefer in halber Höhe des Trigonum retromolare und im Oberkiefer dorsal des Tuber maxillae. Auf der Kieferkammitte wurden rückstandslos ausbrennbare Kunststoffdruckknöpfe (Betty`s Kunststoffdruckknöpfe, Prym, D-Stolberg) anmodelliert, welche zur späteren Retention der Zahnfragmente dienen. Diese Druckknöpfe verbinden die vestibulären und oralen Anteile der Wachsdrähte. Die Wachsdrähte wurden mit einer Art Abschlussrille versehen, welche den späteren Zahnsegmenten zugewandt ist und diesen einen randspaltfreien Sitz gewährleistet. Für den Guss war es notwendig Gusskanäle anzubringen, durch die das Metall zu der eigentlichen Modellation fliessen kann. Angebracht wurden diese mit 0,4 mm starkem Wachsdraht (Wachsdraht grün 4.0 mm, Fa. Orbis Dental, Handelsgesellschaft mbH, D-Offenbach) im Unterkiefer lingual der Trigona retromolare und oberhalb des Frenulum linguale und im Oberkiefer dorsal der Tuber maxillae und im Bereich des ersten grossen Gaumenfaltenpaares. Die jeweils drei Kanäle laufen in etwa 1cm über dem Modell in der Modellmitte zusammen und verschmelzen dort miteinander und mit einem Gusstrichter (Fa. Renfert

GmbH, D-Hilzingen). Die Einbettmassemodelle wurden nun in einen Muffelformer (Fa. Bego GmbH & Co, D-Bremen) positioniert und mit der Einbettmasse Wiroplus (Fa. Bego GmbH & Co, D-Bremen) überbettet. Nach einer Aushärtungszeit von 60 min. wurde die Muffel in den Vorwärmofen gestellt. Die Auswachszeit betrugt 45 min. bei 250 °C, die Vorwärmzeit weitere 45 min. bei 1050°C. In Anschluss daran wurde in einer

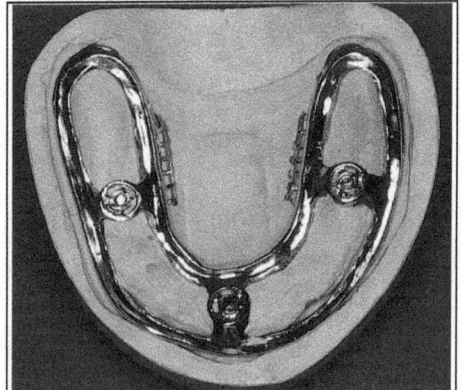

Abb.3.2.8.:Hochglanzpolierte Metallbasis auf dem Funktionsmodell.

Hochfrequenzinduktionsgussschleuder Fornax GU (Fa. Bego GmbH & Co, D-Bremen) mit dem der Chrom-Kobalt-Molybdän Legierung Wironium plus (Fa. Bego GmbH & Co, D-Bremen) gegossen.

Nach einer Abkühlphase von ca. 2 h wurden die Muffeln ausgebettet, die Gussstücke im Handabstrahlgerät M-S355 (Harnisch und Rieth GmbH & Co. KG, D-Winterbach) sandgestrahlt und die Gusskanäle mit einer glasfaserverstärkten Trennscheibe 40 x 100 mm (Fa. Renfert GmbH, D-Hilzingen) abgetrennt. Die Ausarbeitung und Aufpassung auf die Arbeitsmodelle erfolgte mit Hilfe von Steinchen und Fräsen (Fa.

Komet GmbH & Co. KG, D-Lemgo). Die Vorpolitur wurde mit Gummipolierern und die Hochglanzpolitur am Polierautomaten mit Polierbürsten, Vorpolierpaste, Wollschwabbeln und Hochglanzpolierpaste erzeugt (Abb. 3.2.8.).

Fertigsstellung der Prüfprothesenbasis

Die nun vorliegenden Metallbasen stellten das Grundgerüst für die Prüfprothesenbasis dar. Diese Grundgerüste sollten mit einem gängigen Prothesenmaterial komplettiert werden, damit ein den eigenen Prothesen entsprechender Halt möglich ist.

Nachdem die Arbeitsmodelle gewässert und mit SR Seperating Fluid (Fa. Ivoclar, Fl-Schaan) isoliert wurden, konnten die Metallbasen auf diese Modelle gesetzt und die noch zu einer kompletten Prothesenbasis fehlenden Bereiche mit Pro Base cold pink (Fa. Ivoclar, Fl-Schaan) aufgefüllt werden. Die Aushärtung erfolgte im Ducktopf bei einer Temperatur von 40°C und einem Druck von 2,5 bar. Die so entstandenen Prothesenbasen wurden vom Modell genommen und mit Hartmetallfräsen (Fa. Komet GmbH & Co.KG, D-Lemgo) und Schleifpapier Flint, Körnung 120 und 100 (Fa. Orbis Dental, Handelsgesellschaft mbH, D-Offenbach) unter Schonung der angrenzenden Metallbereiche ausgearbeitet. Die Vorpolitur erfolgte mit Bimsschlamm (Steribim plus, Fa. Bego GmbH & Co, D-Bremen), die Politur mit Polierpaste SR Universal (Fa. Ivoclar, Fl-Schaan) und Wollschwabbeln (Fa. Polyrapid GmbH & Co. KG, D-

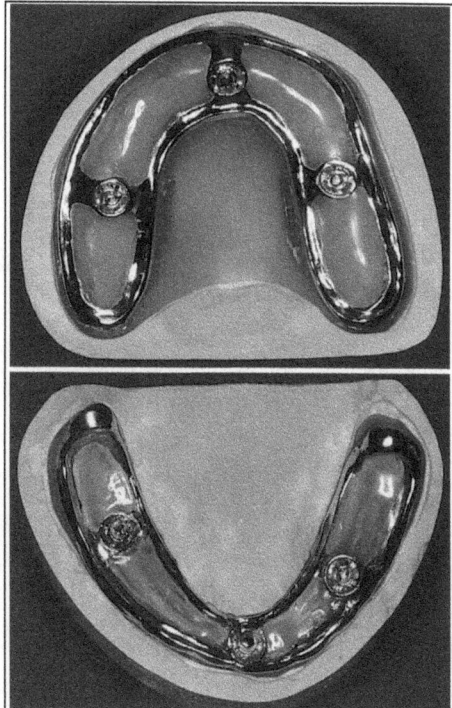

Abb.3.2.9.:Fertiggestellte Prüfprothesenbasen im Ober- und Unterkiefer auf den Funktionsmodellen.

Singen). Anschliessend wurde die Passung der Prüfprothesenbasen (Abb.3.2.9.) auf den Remontagemodellen (Abb.3.2.10) überpüft und gegebenenfalls korrigiert.

Montage der Zahnkränze

Die Zuordnung der „losen" Zahnkränze (Abb.3.2.4.) zu den Prüfprothesenbasen, kongruent zur Originalprothese der Probanden, erfolgt mit
Hilfe des hergestellten Gipsschlüssels.
Dieser Schlüssel wurde auf das Un-
terkiefer-Montagemodell positioniert,
und der Oberkiefer-Zahnkranz in
diese Übertragungshilfe gesetzt. Der
so zugeordnete Zahnkranz konnte mit

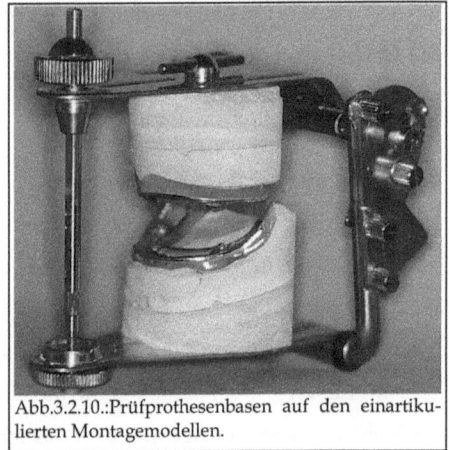

Abb.3.2.10.:Prüfprothesenbasen auf den einartiku-
lierten Montagemodellen.

Hilfe von rosa Plattenwachs (Orbis Dental, Handelsgesellschaft mbH, D-Offenbach)
an der oberen Prüfprothesenbasis befestigt und die Vestibulärfläche ebenfalls mit
Plattenwachs zugeschwemmt werden, so dass von vestibulär gesehen eine vollstän-
dige Oberkieferprothese entstand. Nachdem die vestibulären Bereiche ausmodelliert
wurden, konnte der Unterkiefer-Zahnkranz mit Klebewachs an den Oberkieferzäh-
nen befestigt werden. Diese Situation entsprach aufgrund der Übertragungshilfe der
Vertikaldimension des Patienten. Auch der
Spalt zwischen Unterkiefer-Zahnkranz und
Unterkiefer-Prüfprothesenbasis wurde mit
rosa Plattenwachs ausgefüllt, ausmodelliert
und wie auch im Oberkiefer ein Vorwall aus
Blaugips angebracht. Dieser dient dazu, die
Situation die in Wachs fixiert war in Kunststoff zu übertragen. Das Wachs wurde nach

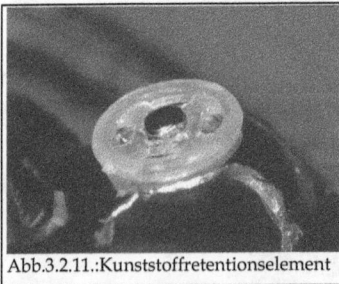

Abb.3.2.11.:Kunststoffretentionselement

Aushärten des Gipses ausgebrüht, die Matritzen der Kunststoffdruckknöpfe auf die
Patritzen gesetzt (Abb.3.2.11), die Vorwälle mit Gips gegen Kunststoffisolierung
isoliert und randspaltfrei an dem gesäuberten Modell mit aufsitzendem Prothesenbasisdoublikat festgewachst. Der Hohlraum zwischen Prothesenbasisdoublikat und
Zahnkranz wurde mit Pro Base cold pink (Fa. Ivoclar, Fl-Schaan) aufgefüllt. Nach
dem Auspolymerisieren konnte der Vorwall abgenommen, und der Zahnkranzbe-

reich mit Hartmetallfräsen ausgearbeitet, geschmirgelt und poliert werden. Danach mussten die Zahnkränze mit einem Le Cron von dem Prothesenbasisdoublikat gelöst werden und der randspaltfreie Sitz nach dem Wiederaufsetzen geprüft werden. Um ausschliesslich eine Veränderung der Sprachlautbildung bei Stellungsänderungen der Seitenzähne messen zu können, wurden nun die Zahnkränze zwischen den Canini und ersten Prämolaren mit Hilfe einer Diamanttrennscheibe getrennt. Während das Frontzahnsegment für diese Studie identisch blieb, wurden die Seitenzahnsegmente nicht mehr benötigt und durch mehrere Zahnaufstellungsmodifikationen ersetzt.

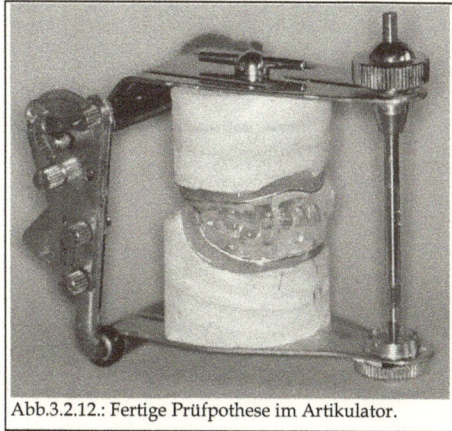

Abb.3.2.12.: Fertige Prüfpothese im Artikulator.

Seitenzahnumstellungen

Bei der ersten Aufstellung wurden die Seitenzähne in Normalstellung platziert. Hierbei verlief die Fissurenverbindungslinie auf dem Kieferkamm. Dann wurden die Oberkieferseitenzähne gegen die neu aufgestellten Unterkieferzähne in Wachs aufgestellt und ausgerichtet. Als Prothesenzähne fanden nach anatomischen Gesichtspunkten geformte Zähne (Postaris, Ivoclar, D-Ellwangen) Verwendung. Die Position der Zähne und die Wachsmodellation wurde über einen Gipsschlüssel fixiert, der die Bukkalflächen und Okklusalflächen der neu aufgestellten Zähne erfasste. Nach Aushärtung und anschliessender Isolierung des Gipsschlüssels (SR seperating-Fluid, Fa. Ivoclar, Fl-Schaan) wurde diese Zahnaufstellung in Kaltpolymerisat (Pro base cold clear, Fa. Ivoclar, Fl-Schaan) überführt und das Retentionselement dabei mit einpolymerisiert .

Die Zahnaufstellungen (Abb.3.2.13.) sollten in erster Linie eine Einengung und eine Vergrösserung des Zungenraumes sowie den Einfluss einer veränderten Kauebene simulieren. Die Positionierung der Seitenzähne wurde nicht metrisch durchgeführt, sondern entsprechend den individuellen Kieferkammverläufen des Probanden mit jeweils kongruenten Seitenzähnen angepasst.

Nach der Modellation in Wachs wurden auch die Zahnumstellungen über eine Abformung in Kaltpolymerisat kopiert und die Seitenzahnsegmente über die oben beschriebene „Gipschlüsseltechnik" der Prüfprothesenbasis zugeordnet. Das Retentionselement wurde einpolymerisiert und der Spalt zur Prothesenbasis mit Kaltpolymerisat geschlossen

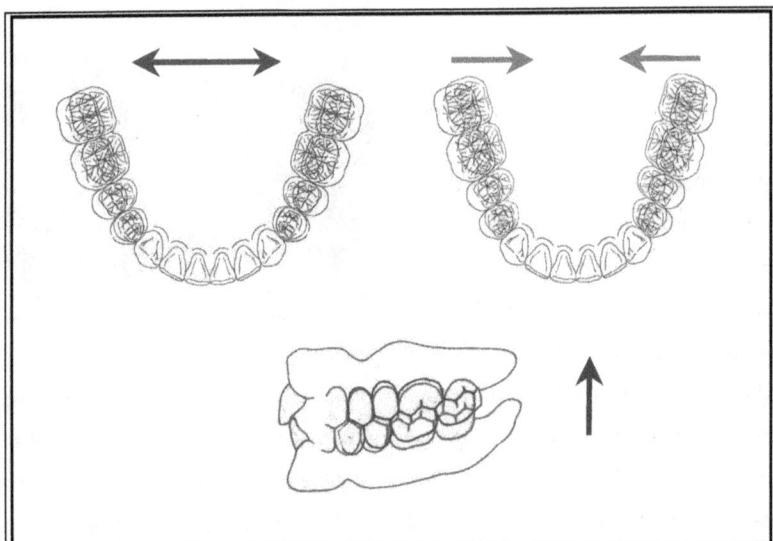

Abb.3.2.13.: Modifikationen der Seitenzahnaufstellung an der Prüfprothese:
1. Normalstellung: Fissurenverbindungslinie auf Unterkieferkamm - Mittenlinie
2. Aussenstellung: Linguale Höcker auf Unterkieferkamm - Mittenlinie
3. Innenstellung: Buccale Höcker auf Unterkieferkamm - Mittenlinie
4. Angehobene Kauebene: Die distale Randleiste des unteren, letzten Molaren wird gegen die 1,5mm starke Prothesenbasis des Oberkiefers gestellt

Nach Fertigstellung aller Seitenzahnsegmente erfolgte eine letzte Politur der Prothesenbasis und der Kunststoffzähne. Vor der jeweiligen Tonaufnahme wurde der Sägespalt zwischen den Eckzähnen und Prämolaren mit Wachs (Modellierwachs Pinnache, De Trey, D-Konstanz) verschlossen.

3.3. Tonaufnahme

In Zusammenarbeit mit dem Bundeskriminalamt (damaliger Leiter der phonetischen Abteilung: Prof. Dr. H. KÜNZEL) und dem Deutschen Sprachatlas (Prof. Dr. em. J. GÖSCHEL) entwickelte WISSER [2000] einen Lesetext, der alle deutschen Sprachlaute in einem sinnvollen Satzgefüge enthält. Dieser Lesetext gliederte sich in drei Teile: Vokale, Sätze und ein kurzer Lesetext („Nordwind und Sonne", ESOPH) und ist im Anhang in Originalgrösse abgedruckt.

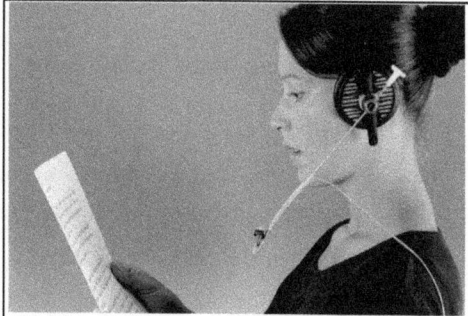

Abb.3.3.1.: Positionierung des Richtmikrophones und Lesehaltung während der Tonaufnahme

Die Tonaufnahmen wurden in einem zahnärztlichen Behandlungszimmer aufgenommen. Der Proband sollte dabei eine aufrechte, bequeme Haltung (Abb.3.3.1.) einnehmen und wurde instruiert, mit seiner normalen Lesestimme aufzusprechen und nicht zu versuchen, nun „besonders deutlich" zu sprechen. Bei „Versprechern" wurde der gesamte Satz wiederholt. Mit Hilfe einer Kopfhalterung (Abb.3.3.1.) und eines speziellen Richtmikrophones (Fa. Phonax, CH-Zürich, Abb.3.3.2.)

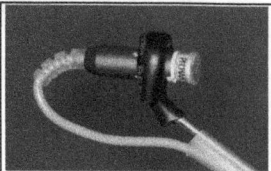

Abb.3.3.2.: Richtmikrophon (Fa. Phonax) in gummierter Halterung

in Kombination mit einem tragbaren DAT-Recorder (DCT 8, Sony, Jp-Tokyo, Abb.3.3.3.) gelang es, selbst bei einem geringen Nebengeräuschpegel, nahezu studioreife, digitale Tonaufnahmen herzustellen. Der Aufnahmepegel wurde zu Beginn der Tonaufzeichnung über die Lautstärke der gesprochenen Vokale manuell am Recorder eingestellt und danach für diesen Probanden nicht mehr verändert.

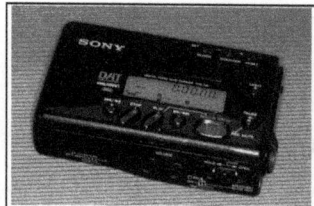

Abb.3.3.3.: DAT-Recorder (Fa. Sony) zur digitalen Tonaufzeichnung

Die Aufnahmen wurden mit einer Abtastfrequenz von 48 kHz bei einer Datenrate von 27 Bit auf einem DAT-Masterband (BASF, D-Frankfurt) gespeichert und ohne Datenverluste über einen PC mit hochwertiger Soundkarte (Soundblaster Platinum, Creative Labs, USA-Boston) als Audio-CD gebrannt.

3.4. Frequenzanalytische Auswertung

Nach Übertragung der Daten auf den Computer wurden die Tonaufnahmen digital geschnitten (Abb.3.4.1.) und mit einem Expertentool zur Sprach- Schall- und Akustikanalyse (Sound-Scope, GW Instuments, USA-Somerville) ausgewertet. Neben der Berechnung phonetischer Parameter wie Jitter, Shimmer, Behauchung, Heiserkeit der Stimme als Parameter der Phonation, stand die Artikulation im Zentrum dieser Untersu-

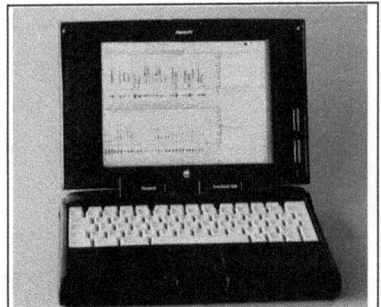

Abb.3.4.1..: Auswertung der Tonaufnahmen am Computer (Powerbook 5300, Apple Macintosh) mit spezieller Software

chung. Daher wurden nach Anhören der Aufnahmen von Wörtern, bei denen eine Lautveränderung durch die Manipulation an den Prothesen vermutet werden konnte, Spektrogramme (Abb.3.4.2.) hergestellt, die als Orientierung dienten und an denen erkannt wurde, welche Laute verändert waren. Die Spektrogramme als „Visible speech" wurden über eine schnelle Fourier Transformation als Frequenz gegen die Zeit gerechnet. Der Schalldruck in den einzelnen Frequenzbereichen wurde farblich oder

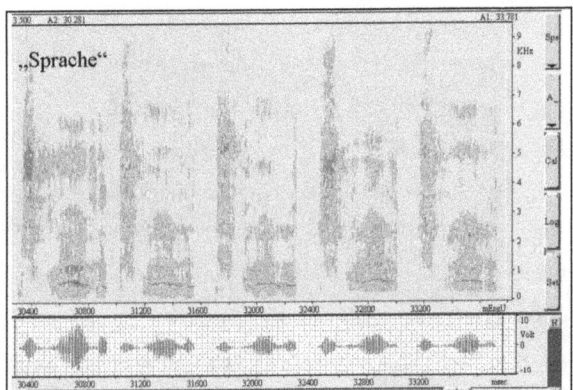

Abb.3.4.2.: 5 Spektrogramme des Wortes „Sprache" nach jeweiliger Manipulation der Seitenzahnstellung an der Totalprothese.

in Graustufen codiert. Besonders „laute" Bereiche wurden schwarz eingefärbt

(Abb.3.4.2.) und dürfen als „Formanten" bezeichnet werden. Der mittlere Formant innerhalb der Vokale wurde ebenfalls über eine spezielle Form der Fourier Transformation berechnet und ist als blaue Linie dargestellt. Diese Spektrogramme dienten zur Auswahl der Laute, die weiter untersucht wurden. Aufgrund der Vorversuche wurden Abweichungen in den Lauten ç,d,f,g,j,k,l,n,s,ʃ,und t vermutet.

Zur weiteren Auswertung war es notwendig diese vermutlich veränderten Laute in in ihrem Frequenzgang in Abhängigkeit zum Schalldruck darzustellen. Diese Frequenzspektren zeigten dann sehr genau, in welchen Frequenzen sich der Laut durch den Zahnersatz oder eine entsprechende Manipulation am Zahneratz verändert hat (Abb.3.4.3.). Der schnellen Fouriertransformation lag eine Berechnungsgrundlage von 600 Hz und 64 Punkten zugrunde, um eine eher Frequenz- statt Amplitudenabhängige Aus-

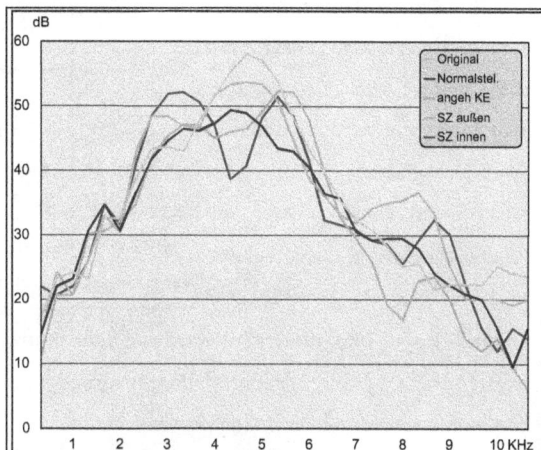

Abb.3.4.3..: Frequenzspektrum des Lautes ʃ (sch) aus dem Wort „Sprache" mit 5 verschiedenen Prothesenmodifkationen an den Seitenzähnen

wertung der gesprochenen Sprache zu erreichen. Die Amplitudenspitzen in den Frequenzbereichen stellten wieder die für den Laut charakteristischen Formanten dar und wurden automatisch mit Schalldruck, Bandbreite und Frequenz protokolliert und in EXCEL-Tabellen (EXCEL for Windows 95, Vers.7.0, Excel for Macintosh, Vers. 6.0, Microsoft Corp., USA) kopiert. Für jeden der untersuchten Laute wurden 3 charakteristische Formanten bestimmt und die Datensätze in SPSS for Windows, Vers.9.0 (SPSS Inc., USA, Chicago) zur statistischen Auswertung überführt. Die Darstellung der Ergebnisse erfolgte als modifizierter Box-Plot mit Einzeichnung von arithmetischem Mittelwert, Median, Konfidenzintervall (95%) und Standardabweichung (s. Kap. 3.5.).

Zur Berechnung der phonetischen Parameter (Betont, Unbetont, Pausen, Heiserkeit, Behauchung, Shimmer, Jitter, mittlerer Fomant (Vokalformant) und Dauer) diente ein Langzeitspektrum eines Absatzes aus dem Text von „Nordwind und Sonne":

„Einst stritten sich Nordwind und Sonne, wer von Ihnen beiden wohl der Stärkere wäre, als ein Wanderer, der in einen warmen Mantel gehüllt war, des Weges daherkam. Sie wurden einig, daß derjenige für den Stärkeren gelten sollte, der den Wanderer zwingen würde, seinen Mantel auszuziehen."

Aus diesen Daten wurde ein Langzeitspektrum gerechnet und mit der im Expertentool

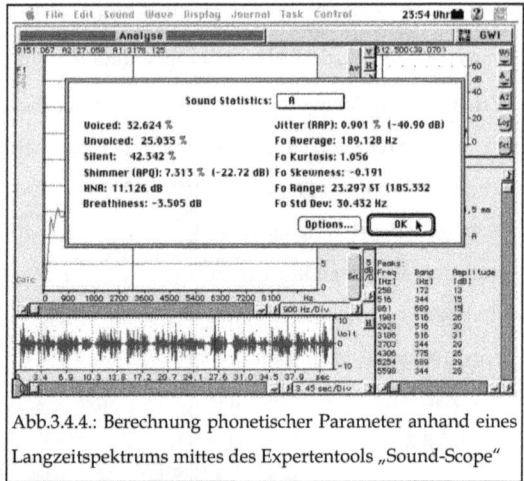

Abb.3.4.4.: Berechnung phonetischer Parameter anhand eines Langzeitspektrums mittes des Expertentools „Sound-Scope"

„Sound-Scope" integrierten Software zur Berechnung phonetischer Parameter analysiert (Abb.3.4.4.). Die Ergebnisse dieser Auswertung wurden wie oben beschieben protokolliert und statistisch ausgewertet.

3.5. Statistische Auswertung

Zur deskriptiven Statistik wurden für die beschriebenen Untersuchungen Mittelwert, Median, Standardabweichung und Konfidenzintervall berechnet. Die analytische Statistik erfolgte mit Hilfe des FRIEDMAN- und WILCOXON-Testes. Diese Methoden werden nachfolgend kurz beschrieben. Für die Herleitung dieser Berechnungen sei auf die entsprechende Literatur von WAGNER [1983], ZÖFEL [1992] sowie BÜHL und ZÖFEL [2000] hingewiesen.

Der arithmetische Mittelwert

Der arithmetische Mittelwert ist der Quotient der Summe aller Einzelwerte ($\sum x$) durch die Anzahl der Messwerte (n).

$$\bar{x} = \frac{\sum x}{n}$$

Der Median

Der Median wird ermittelt, indem die Messwerte der Grösse nach geordnet werden und der mittelste Wert gesucht wird. Bei einer geraden Anzahl von Werten wird die Summe aus den beiden mittelsten Werten gebildet und durch 2 geteilt. Der Median ist gegenüber „Ausreissern" wesentlich unempfindlicher als der arithmetische Mittelwert.

Die Standardabweichung

Ein Mass für die Streuung von Einzelwerten um einen Mittelwert ist die Standardabweichung (s). Sie definiert sich als die Quadratwurzel aus der Varianz. Diese wiederum definiert sich aus dem Quotienten der Summe der Quadrate der Abweichungen der Einzelwerte vom Mittelwert durch die um eins verminderte Anzahl der Messwerte.

$$s = \sqrt{\frac{\sum (x - \bar{x})^2}{n - 1}}$$

Das Konfidenzintervall

Das 95% Konfidenzintervall für den Mittelwert μ der Grundgesamtheit berechnet sich bei großer Fallzahl n nach der Formel:

$$\overline{x} - \frac{1,96 \times s}{\sqrt{n}} \;<\; \mu \;<\; \overline{x} + \frac{1,96 \times s}{\sqrt{n}}$$

Zur Darstellung der Ergebnisse für die Auswertung der einzelnen Formanten wird der Mittelwert, der Median, das Konfidenzintervall und die Standardabweichung in folgender graphischer Umsetzung herangezogen:

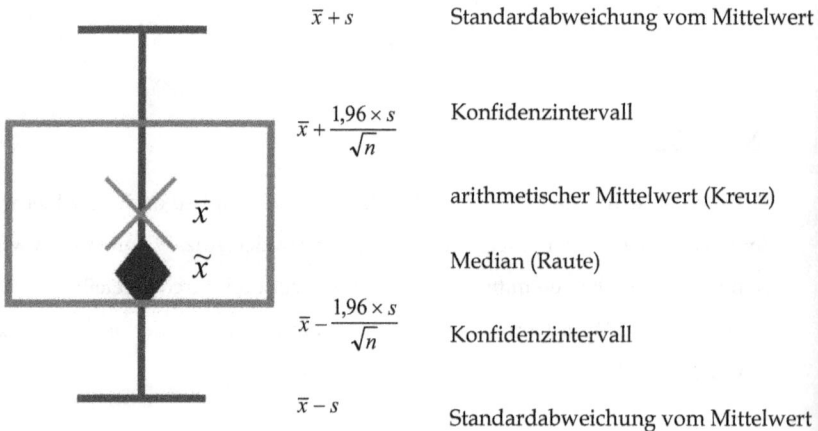

$\overline{x} + s$	Standardabweichung vom Mittelwert
$\overline{x} + \dfrac{1,96 \times s}{\sqrt{n}}$	Konfidenzintervall
$\overline{x}$	arithmetischer Mittelwert (Kreuz)
$\tilde{x}$	Median (Raute)
$\overline{x} - \dfrac{1,96 \times s}{\sqrt{n}}$	Konfidenzintervall
$\overline{x} - s$	Standardabweichung vom Mittelwert

Der FRIEDMAN Test

Der FRIEDMAN-Test dient zum Vergleich von mehr als zwei abhängigen Stichproben, wobei nicht die Voraussetzung der Normalverteilung erfüllt sein braucht [Zöfel 1992]. Dieser Test ist eine Ausweitung des WILCOXON-Testes und basiert auf Rangreihen, die fallweise für die Werte der beteiligten Variablen ermittelt werden [BÜHL und ZÖFEL, 2000] Als Bedingung für diese Untersuchungen wurde definiert, dass es erst dann gestattet ist, einen Test nach WILCOXON durchzuführen, wenn der Test nach FRIEDMAN eine Signifikanz auf dem 5% Niveau ($p \leq 0,05$) zeigt.

Der WILCOXON Test

Im Rahmen der klinischen Untersuchungen kam es darauf an, Unterschiede in den verschiedenen Prothesenmodifikationen statistisch gesichert herauszuarbeiten. Da von einem Sprecher oder Sprecherin mehrere Aufnahmen mit entsprechenden Modifikationen angefertigt wurden, handelt es sich um abhängige Stichproben. Als „Rohdaten" dienen hier der gemessenen Schalldruckpegel für die einzelnen Modifikationen.

Der WILCOXON-Test für Paardifferenzen dient zum Vergleich zweier abhängiger Stichproben, wobei die Differenzen zusammengehöriger Messwertpaare nicht aus einer normal verteilten Grundgesamtheit stammen müssen. Als Rechenvorschrift gilt, dass zunächst zu allen auftretenden Wertepaaren die Differenzen gebildet werden, wobei Wertepaare mit Nulldifferenzen gestrichen werden. Die Anzahl der verbliebenen Differenzen wird als n bezeichnet. Diese

		α	
n	5%	1%	0,1%
6	0		
7	2		
8	3	0	
9	5	1	
10	8	3	
11	10	5	0
12	13	7	1
13	17	9	2
14	21	12	4
15	25	15	6
16	29	19	8
17	34	23	11
18	40	27	14
19	46	32	18
20	52	37	21
21	58	42	25
22	65	48	30
23	73	54	35
24	81	61	40
25	89	68	45

Abb.3.7.1. T-Tabelle für den WICOXON Test

Differenzen werden in ihren Absolutbeträgen nach in eine Reihenfolge gebracht, wobei die Differenz mit dem kleinsten Absolutbetrag den Rangplatz 1 erhält. Die Ränge für positive und negative Differenzen werden zu den beiden Rangsummen T_1 und T_2 aufsummiert, dabei wird dann die kleinere der beiden T-Werte als die Prüfgröße T definiert. Ist n ≤ 25, wird die Signifikanz z in Abhängigkeit von n und dem T-Wert der T-Tafel (Abb.3.7.2) entnommen. Ist n > 25 wird nach folgender Formel gerechnet:

$$z = \frac{\dfrac{n \times (n+1)}{4} - T}{\sqrt{\dfrac{n \times (n+1) \times (2 \times n+1)}{24}}}$$

Die zugehörige Irrtumswahrscheinlichkeit kann einer z-Tabelle entnommen werden. Bei z>1,96 liegt Signifikanz auf der 5%-Stufe (p ≤ 0,05), bei z>2,58 Signifikanz auf der 1%-Stufe (p ≤ 0,01) und bei z>3,29 Signifikanz auf der 0,1%-Stufe (p ≤ 0,001) vor.

4. 0. Ergebnisse

Die Abbildungen 4.21 bis einschließlich 4.23 zeigen die Ergebnisse der phonetischen
Parameter. Keines dieser Parameter zeigte im WILCOXON-Test eine signifikante Ab-
weichung. Auf den FRIEDMAN-Test wurde hier verzichtet, da es von besonderer Bedeutung war, darzulegen, dass die phonetischen Parameter während des Versuches
probandenspezifisch konstant blieben.

Insgesamt wurden 65 Totalprothesenträger befragt, ob sie an dieser Studie teilnehmen würden. Dabei lehnten 9 der Befragten die Teilnahme ab. 23 der Befragten waren nicht in der Lage, ein „passables Standarddeutsch" aufgrund eines deutlichen
Dialektes zu sprechen. 10 der Befragten wiesen ein eingeschränktes Hörvermögen
(Audiometrie) auf und 4 der Befragten waren nicht fähig, den vorgegebenen Lesetext
zu lesen (Abb.4.1.).

Es verblieben 8 Männer und 11 Frauen (zusammen 29%), die für diese Studie geeignet waren. 3 der Frauen wurden vorzeitig aus dieser Studie entlassen um eine gleiche
Anzahl weiblicher und männlicher Probanden zu untersuchen.

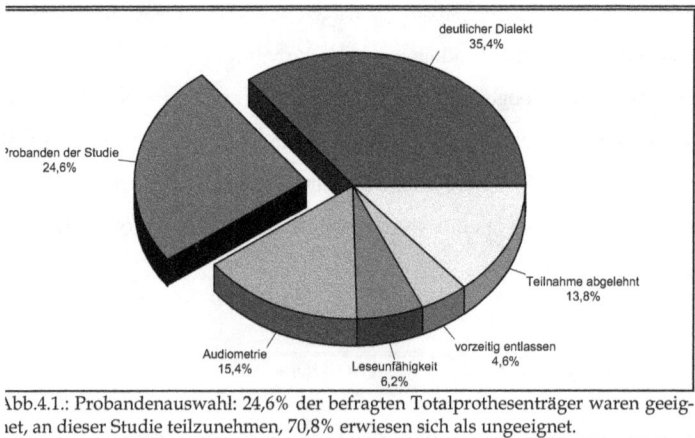

Abb.4.1.: Probandenauswahl: 24,6% der befragten Totalprothesenträger waren geeignet, an dieser Studie teilzunehmen, 70,8% erwiesen sich als ungeeignet.

Das Alter der ausgewählten Probanden lag zwischen 62 und 85 Jahren, im arithmetischem Mittel bei 69,3 Jahren.

Die Laute, die im Test nach FRIEDMAN keine signifikanten Abweichungen in den untersuchten Modifikationen der Seitenzahnstellung aufwiesen, sind in der Abbildung 4.2. zusammengefasst. Signifikante Unterschiede konnten in den S-Lauten (s und ʃ) aufgezeigt werden und sind im Einzelnen mit dem paarweisen Test nach WILCOXON in Abbildung 4.3 bis 4.20 dargestellt.

Legende zu den folgenden Abbildungen 4.3.-4.23:

Original:	gewohnte Totalprothese
Normal:	Prüfprothese, Seitenzähne auf Kieferkammmitte
KE angeh.:	Prüfprothese, angehobene Kauebene
SZ aussen:	Prüfprothese, Seitenzähne nach aussen gestellt
SZ innen:	Prüfprothese, Seitenzähne nach innen gestellt
ns nicht signifikant	p > 0,05
+ signifikant	p ≤ 0,05
++ hoch signifikant	p ≤ 0,01
+++ höchst signifikant	p ≤ 0,001

Laut	Wort	Formant	p
ç	ich	3 KHz	0,710
ç	ich	5 KHz	0,378
ç	ich	9 KHz	0,585
d	derjenige	3 KHz	0,993
d	derjenige	5 KHz	0,977
d	derjenige	8 KHz	0,201
f	Pfeil	3 KHz	0,120
f	Pfeil	9 KHz	0,688
g	derjenige	3 KHz	0,182
g	derjenige	5 KHz	0,508
g	derjenige	7 KHz	0,552
j	derjenige	3 KHz	0,838
j	derjenige	5 KHz	0,325
j	derjenige	7 KHz	0,468
k	Kutsche	1 KHz	0,717
k	Kutsche	4 KHz	0,592
l	Blumenstrauss	1 KHz	0,994
l	Blumenstrauss	3 KHz	0,480
l	Blumenstrauss	9 KHz	0,884
l	Pfeil	2 KHz	0,842
l	Pfeil	5 KHz	0,294
l	Pfeil	9 KHz	0,789
n	sind	3 KHz	0,846
n	sind	6 KHz	0,222
n	sind	8 KHz	0,230
n	Blumenstrauss	0,5 KHz	0,994
n	Blumenstrauss	4 KHz	0,480
n	Blumenstrauss	9 KHz	0,884
s	sind	0,5 KHz	0,311
s	Mississippi	0,5 KHz	0,729
ʃ	Kutsche	3 KHz	0,301
ʃ	Sprache	3 KHz	0,940
ʃ	Stimme	0,5 KHz	0,864
t	Blumenstrauss	0,5 KHz	0,708
t	Blumenstrauss	3 KHz	0,665
t	Blumenstrauss	7 KHz	0,484
t	Stimme	3 KHz	0,432
t	Stimme	6 KHz	0,104
t	Stimme	8 KHz	0,162
t	sind	3 KHz	0,425
t	sind	5 KHz	0,332
t	sind	8 KHz	0,607

Abb. 4.2..: Zusammenstellung der untersuchten Laute, die keine signifikanten Abweichungen nach dem FRIEDMANtest bei Veränderung der Seitenzahnstellung aufwiesen.

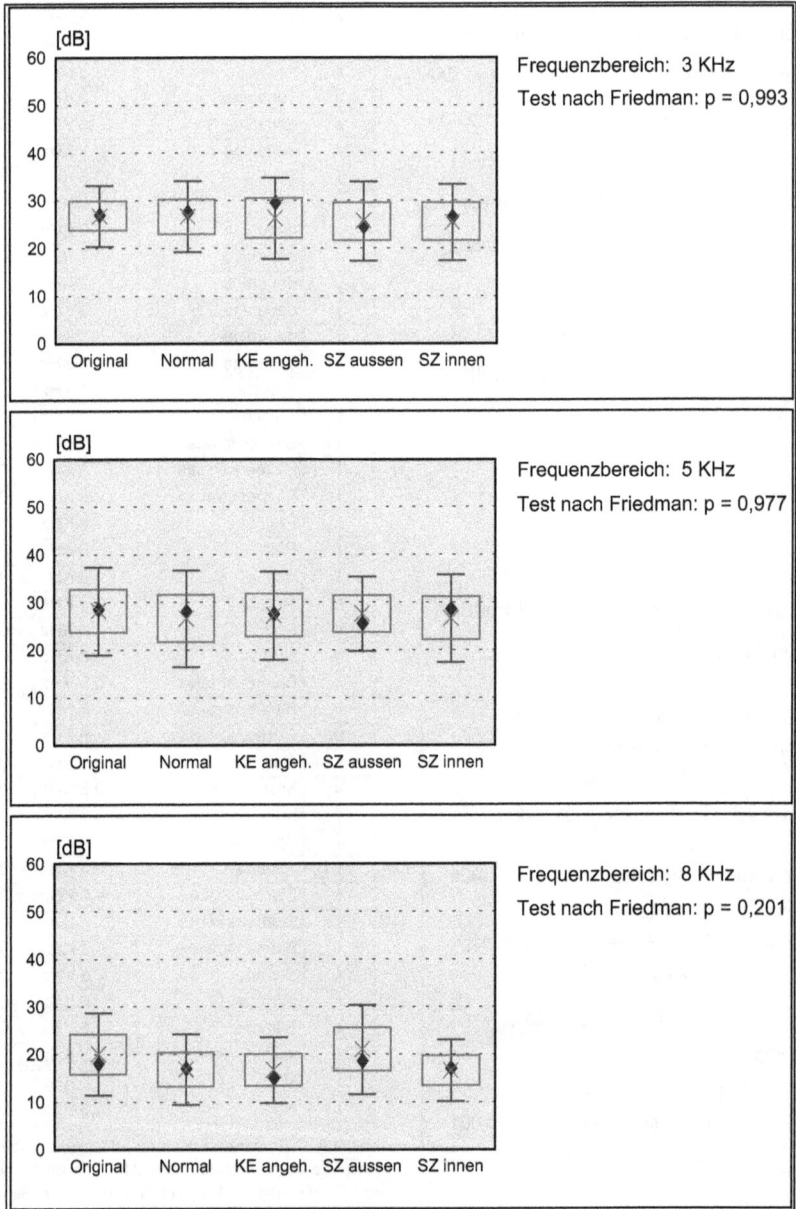

Abb.4.3.: „d" aus „derjenige"

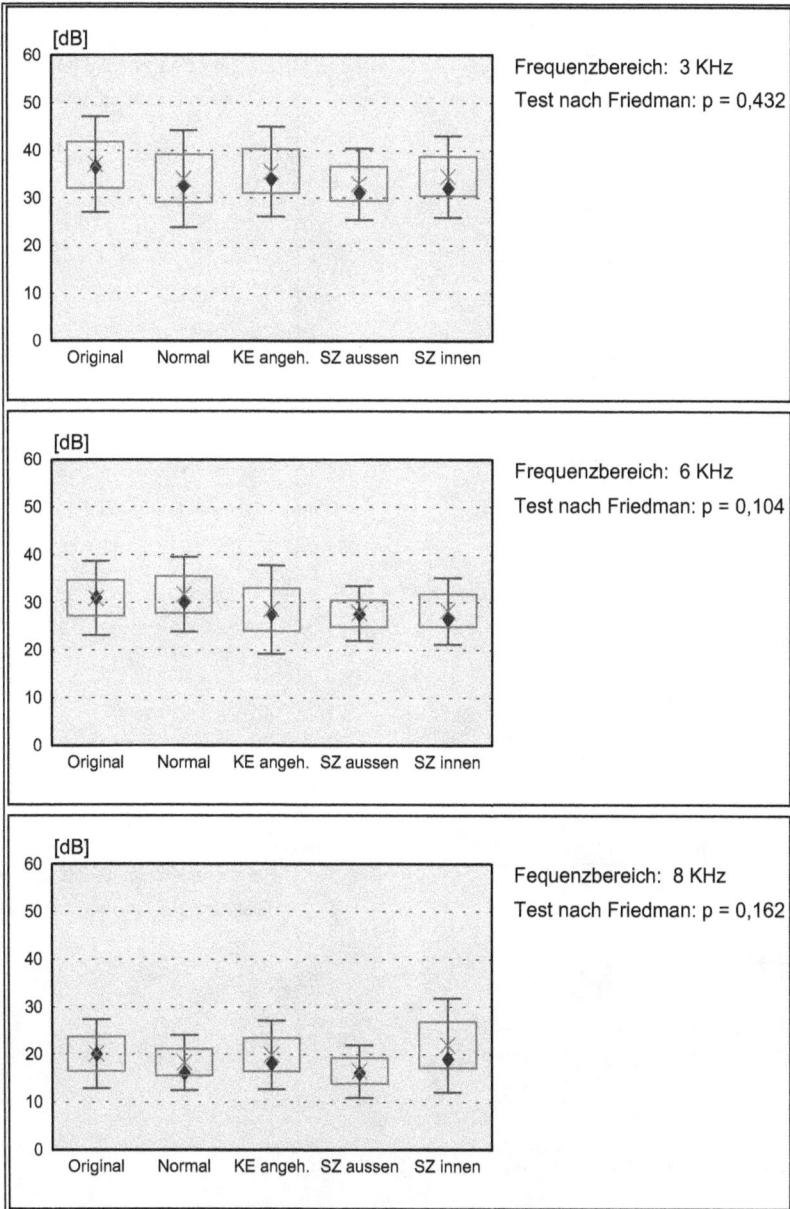

Abb.4.4.: „t" aus „Stimme"

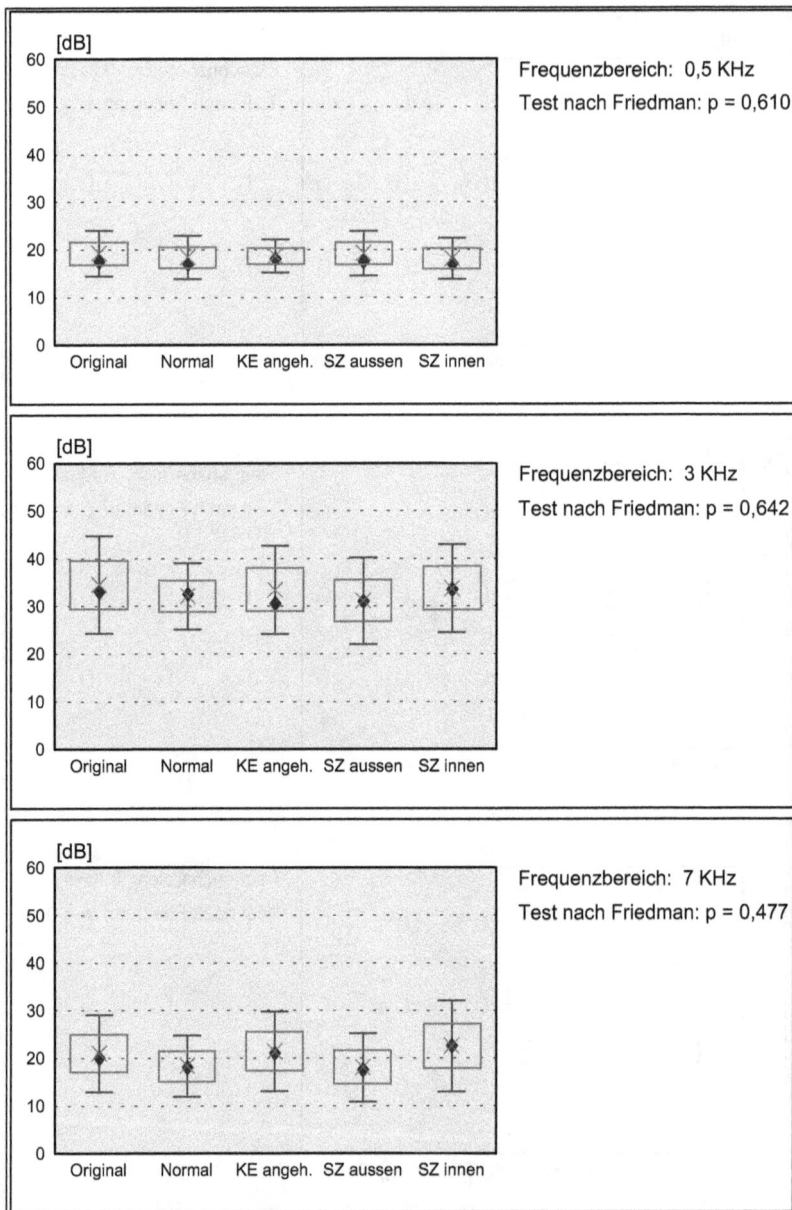

Frequenzbereich: 0,5 KHz
Test nach Friedman: p = 0,610

Frequenzbereich: 3 KHz
Test nach Friedman: p = 0,642

Frequenzbereich: 7 KHz
Test nach Friedman: p = 0,477

Abb.4.5.: „t" aus „Blumenstrauss"

Frequenzbereich: 3 KHz
Test nach Friedman: p = 0,425

Frequenzbereich: 5 KHz
Test nach Friedman: p = 0,332

Frequenzbereich: 8 KHz
Test nach Friedman: p = 0,607

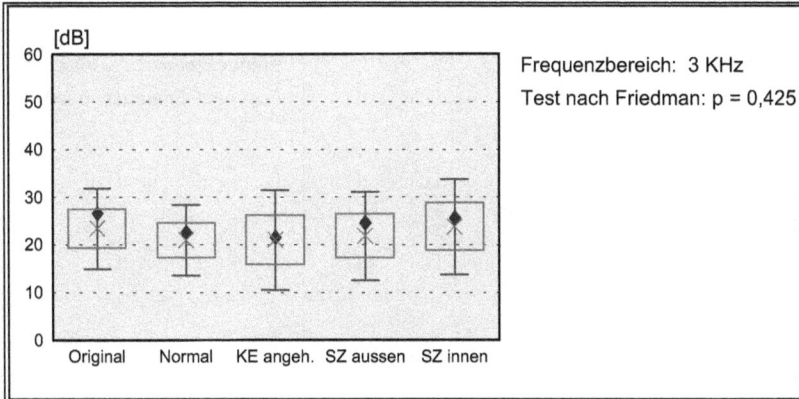

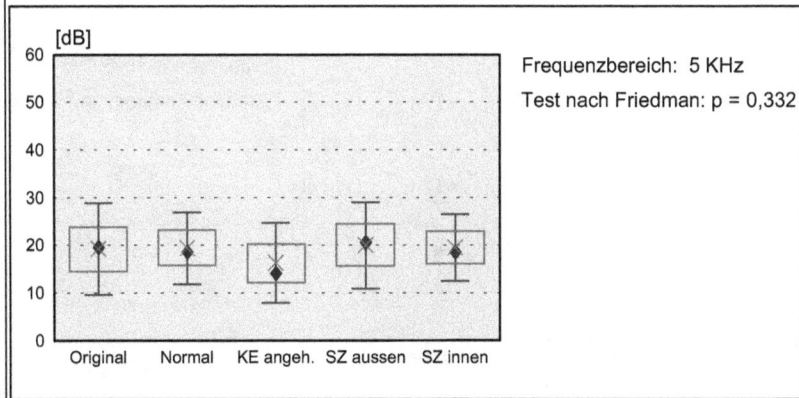

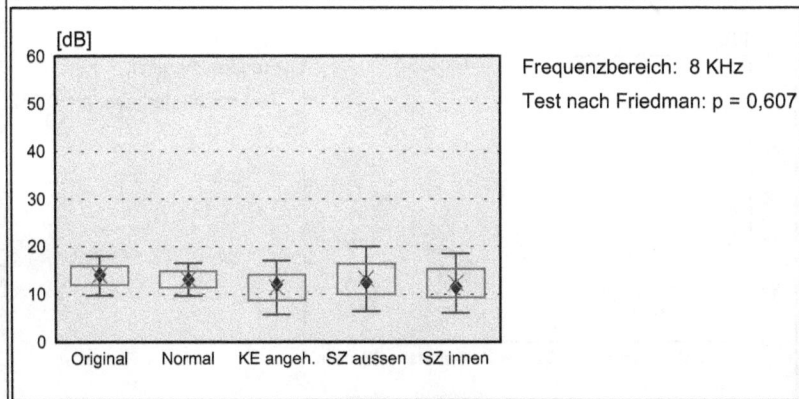

Abb.4.6.: „t" aus „sind"

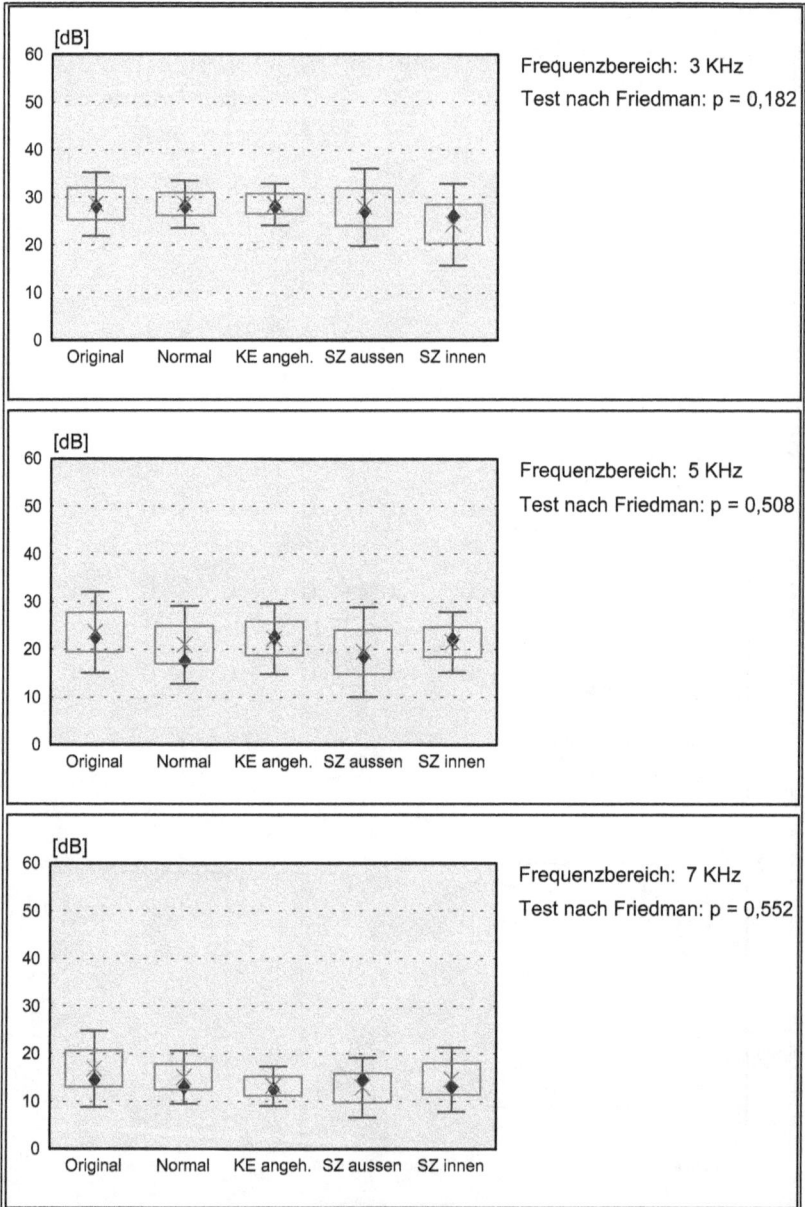

Abb.4.7.: „g" aus „derjenige"

[dB]

Frequenzbereich: 1 KHz
Test nach Friedman: p = 0,717

Original   Normal   KE angeh.   SZ aussen   SZ innen

[dB]

Frequenzbereich: 4 KHz
Test nach Friedman: p = 0,592

Original   Normal   KE angeh.   SZ aussen   SZ innen

[dB]

Frequenzbereich: 9 KHz
Test nach Friedman: p = 0,026
Test nach Wilcoxon:

	Original	Normal	KE angeh.	SZ aussen
Normal	+			
KE angeh.	+	ns		
SZ aussen	+	ns	ns	
SZ innen	++	ns	ns	ns

Original   Normal   KE angeh.   SZ aussen   SZ innen

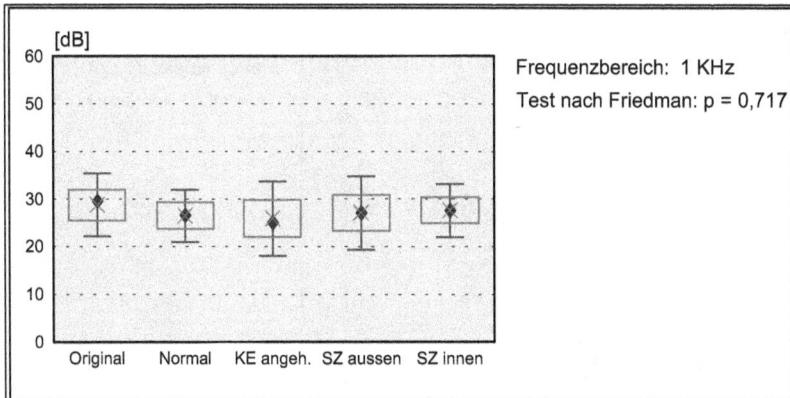

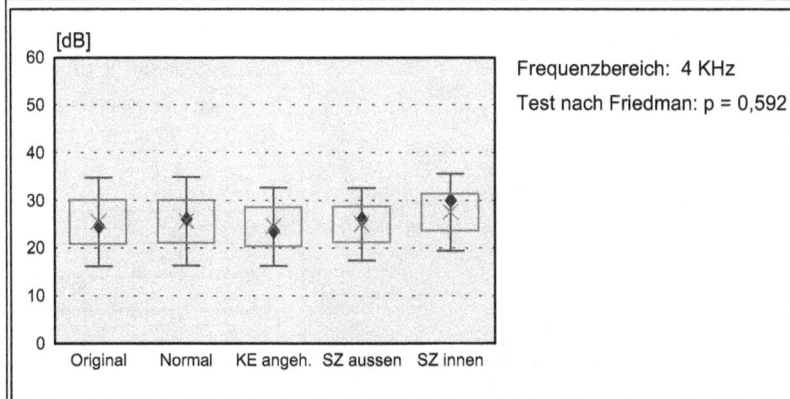

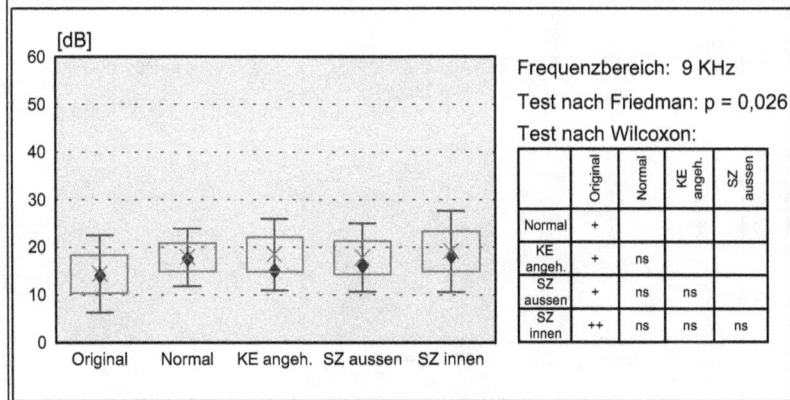

Abb.4.8.: „k" aus „Kutsche"

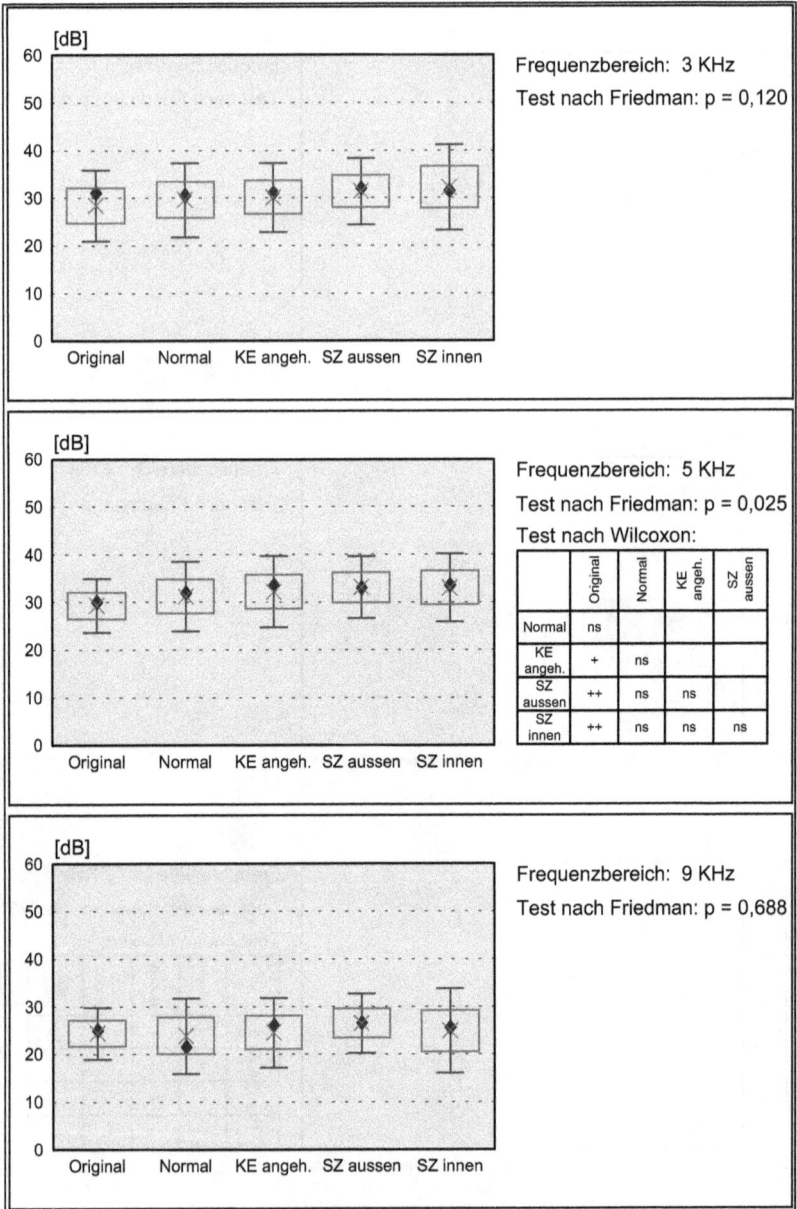

[dB] — Frequenzbereich: 3 KHz
Test nach Friedman: p = 0,120

Original   Normal   KE angeh.   SZ aussen   SZ innen

[dB] — Frequenzbereich: 5 KHz
Test nach Friedman: p = 0,025
Test nach Wilcoxon:

	Original	Normal	KE angeh.	SZ aussen
Normal	ns			
KE angeh.	+	ns		
SZ aussen	++	ns	ns	
SZ innen	++	ns	ns	ns

Original   Normal   KE angeh.   SZ aussen   SZ innen

[dB] — Frequenzbereich: 9 KHz
Test nach Friedman: p = 0,688

Original   Normal   KE angeh.   SZ aussen   SZ innen

Abb.4.9.: „f" aus „Pfeil"

[dB]

Frequenzbereich: 0,5 KHz
Test nach Friedman: p = 0,311

(Box-Plot x-Achse: Original, Normal, KE angeh., SZ aussen, SZ innen)

[dB]

Frequenzbereich: 5 KHz
Test nach Friedman: p = 0,050
Test nach Wilcoxon:

	Original	Normal	KE angeh.	SZ aussen
Normal	ns			
KE angeh.	+	ns		
SZ aussen	ns	ns	++	
SZ innen	+	ns	+	+

(Box-Plot x-Achse: Original, Normal, KE angeh., SZ aussen, SZ innen)

[dB]

Frequenzbereich: 8 KHz
Test nach Friedman: p = 0,039
Test nach Wilcoxon:

	Original	Normal	KE angeh.	SZ aussen
Normal	ns			
KE angeh.	+	+		
SZ aussen	ns	ns	+	
SZ innen	ns	ns	+	ns

(Box-Plot x-Achse: Original, Normal, KE angeh., SZ aussen, SZ innen)

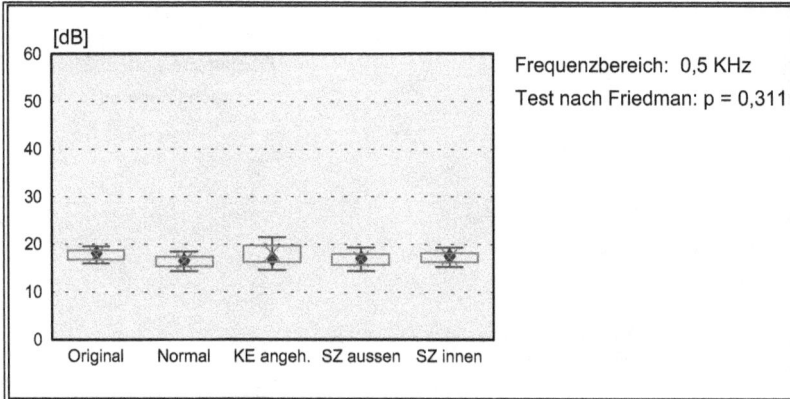

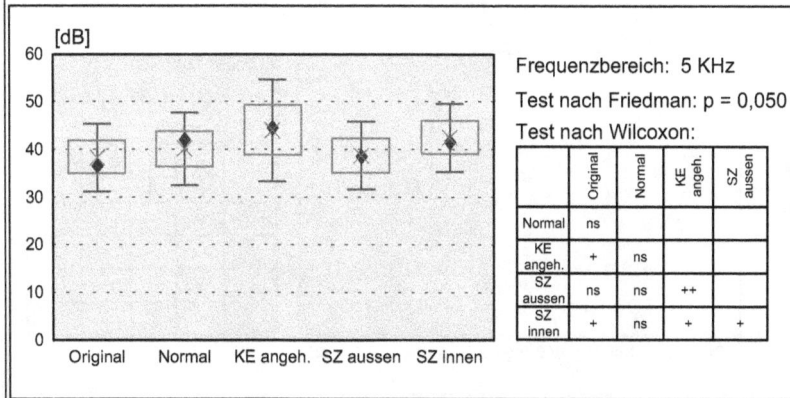

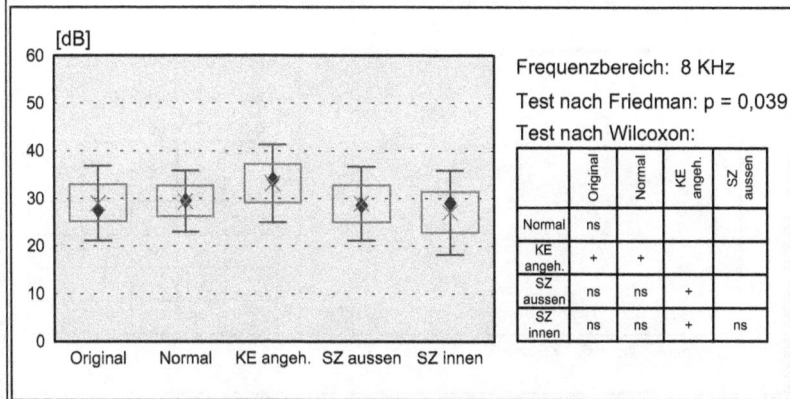

Abb.4.10.: „s" aus „sind"

Frequenzbereich: 0,5 KHz
Test nach Friedman: p = 0,729

Frequenzbereich: 5 KHz
Test nach Friedman: p = 0,022
Test nach Wilcoxon:

	Original	Normal	KE angeh.	SZ aussen
Normal	ns			
KE angeh.	ns	+		
SZ aussen	ns	ns	+	
SZ innen	ns	+	ns	+

Fequenzbereich: 7 KHz
Test nach Friedman: p = 0,015
Test nach Wilcoxon:

	Original	Normal	KE angeh.	SZ aussen
Normal	ns			
KE angeh.	ns	++		
SZ aussen	ns	ns	ns	
SZ innen	ns	ns	+	+

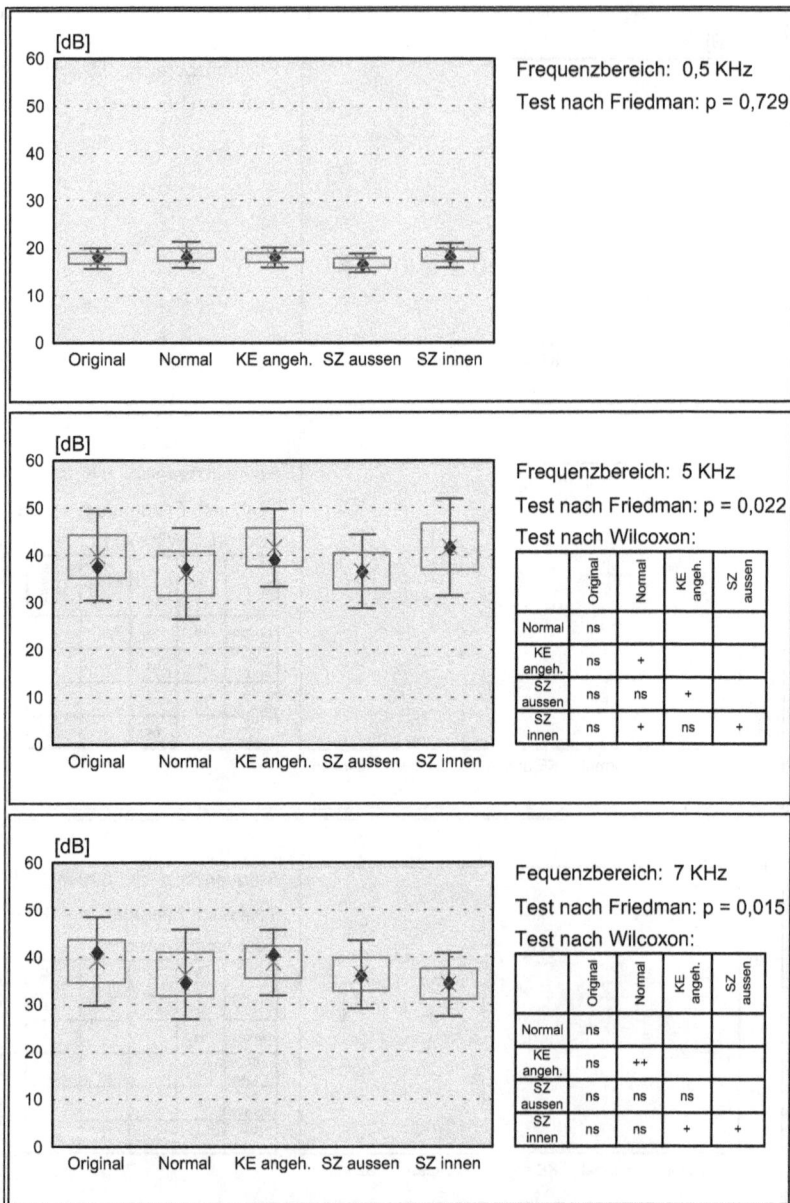

Abb.4.11.: „s" aus „Mississippi"

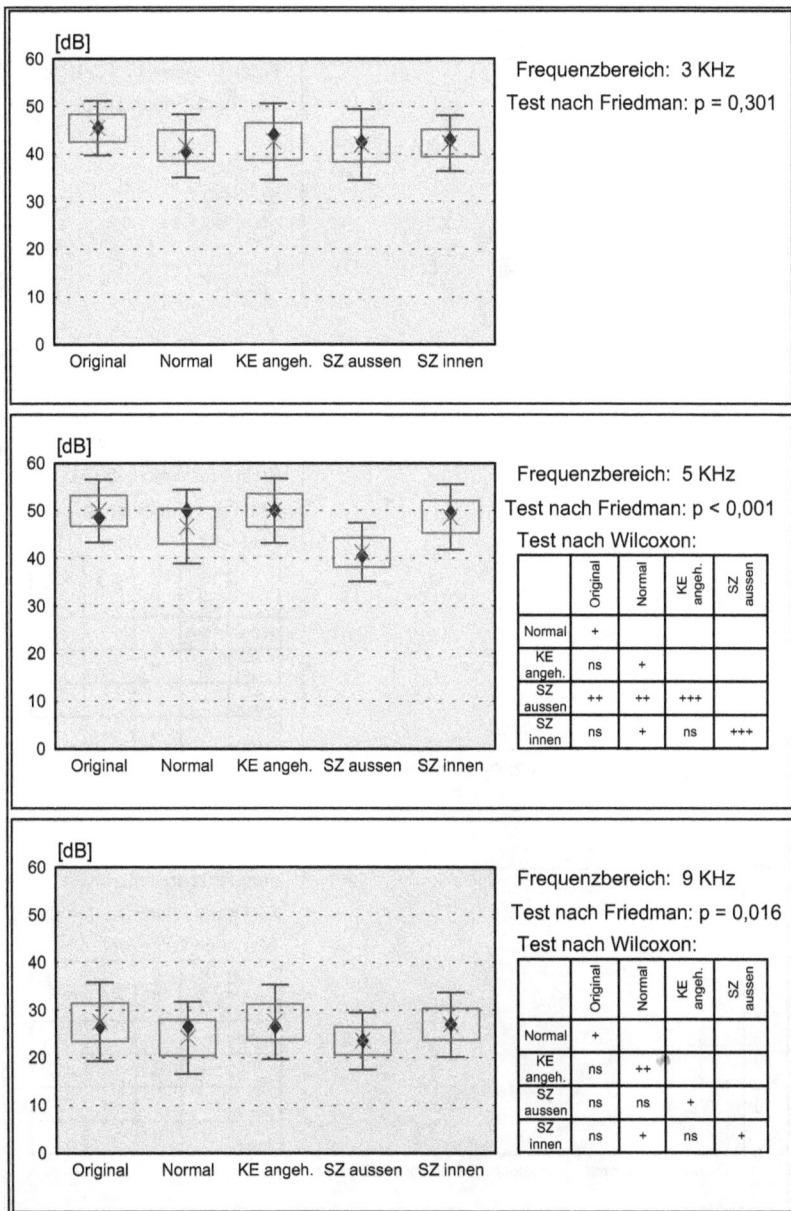

Frequenzbereich: 3 KHz
Test nach Friedman: $p = 0{,}301$

x-axis: Original Normal KE angeh. SZ aussen SZ innen

Frequenzbereich: 5 KHz
Test nach Friedman: $p < 0{,}001$
Test nach Wilcoxon:

	Original	Normal	KE angeh.	SZ aussen
Normal	+			
KE angeh.	ns	+		
SZ aussen	++	++	+++	
SZ innen	ns	+	ns	+++

x-axis: Original Normal KE angeh. SZ aussen SZ innen

Frequenzbereich: 9 KHz
Test nach Friedman: $p = 0{,}016$
Test nach Wilcoxon:

	Original	Normal	KE angeh.	SZ aussen
Normal	+			
KE angeh.	ns	++		
SZ aussen	ns	ns	+	
SZ innen	ns	+	ns	+

x-axis: Original Normal KE angeh. SZ aussen SZ innen

Abb.4.12.: „ʃ" aus „Kutsche"

[dB]

Frequenzbereich: 0,5 KHz
Test nach Friedman: p = 0,864

(Boxplot: Original, Normal, KE angeh., SZ aussen, SZ innen)

[dB]

Frequenzbereich: 5 KHz
Test nach Friedman: p = 0,007
Test nach Wilcoxon:

	Original	Normal	KE angeh.	SZ aussen
Normal	ns			
KE angeh.	ns	ns		
SZ aussen	+	++	+++	
SZ innen	ns	ns	ns	+

(Boxplot: Original, Normal, KE angeh., SZ aussen, SZ innen)

[dB]

Frequenzbereich: 9 KHz
Test nach Friedman: p = 0,016
Test nach Wilcoxon:

	Original	Normal	KE angeh.	SZ aussen
Normal	ns			
KE angeh.	ns	ns		
SZ aussen	ns	+	ns	
SZ innen	+	ns	++	+

(Boxplot: Original, Normal, KE angeh., SZ aussen, SZ innen)

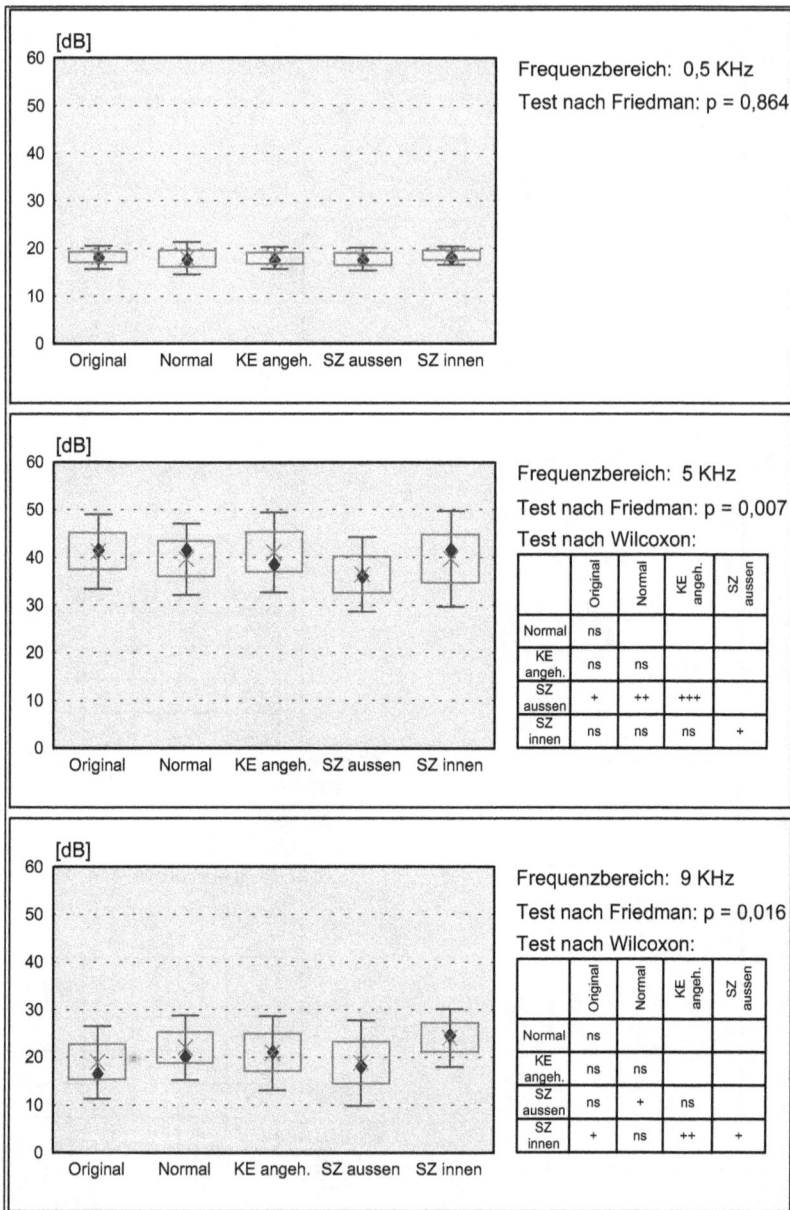

Abb.4.13.: „ʃ" aus „Stimme"

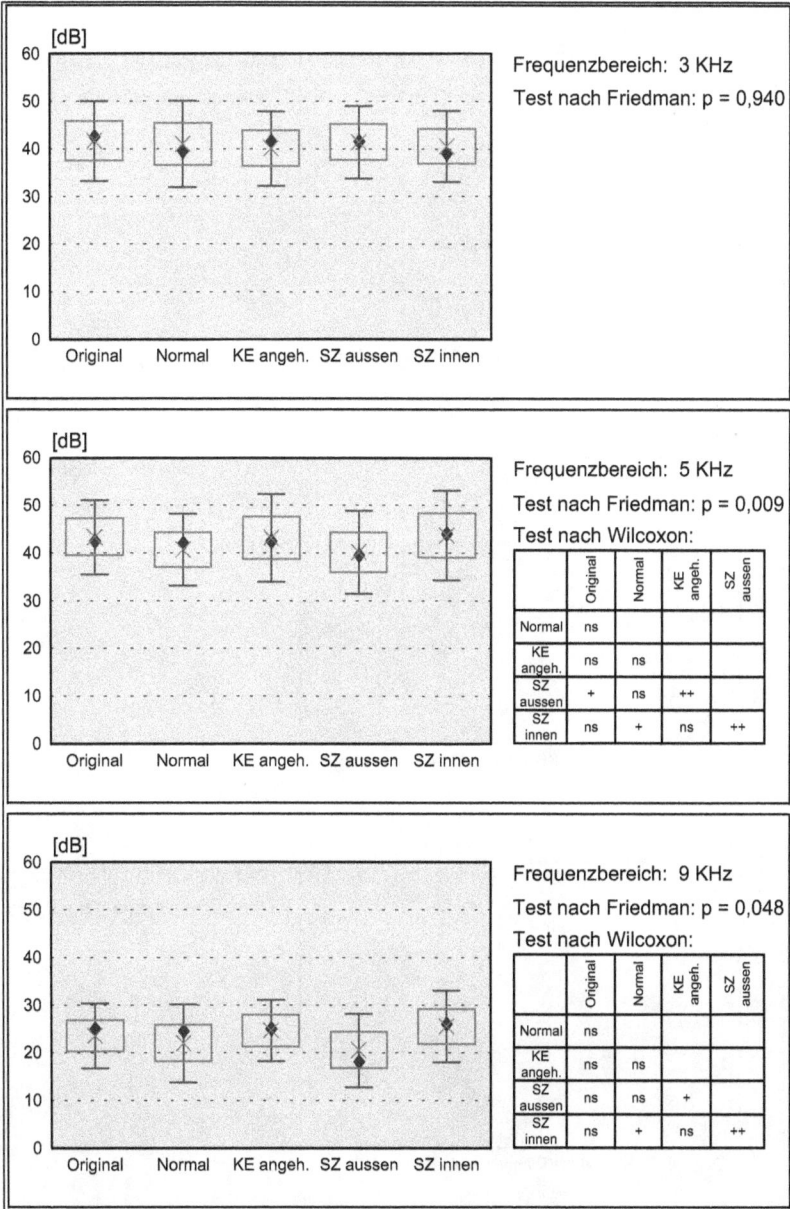

[dB] (3 KHz plot, y-axis: 60, 50, 40, 30, 20, 10, 0; x-axis: Original, Normal, KE angeh., SZ aussen, SZ innen)

Frequenzbereich: 3 KHz
Test nach Friedman: p = 0,940

[dB] (5 KHz plot, y-axis: 60, 50, 40, 30, 20, 10, 0; x-axis: Original, Normal, KE angeh., SZ aussen, SZ innen)

Frequenzbereich: 5 KHz
Test nach Friedman: p = 0,009
Test nach Wilcoxon:

	Original	Normal	KE angeh.	SZ aussen
Normal	ns			
KE angeh.	ns	ns		
SZ aussen	+	ns	++	
SZ innen	ns	+	ns	++

[dB] (9 KHz plot, y-axis: 60, 50, 40, 30, 20, 10, 0; x-axis: Original, Normal, KE angeh., SZ aussen, SZ innen)

Frequenzbereich: 9 KHz
Test nach Friedman: p = 0,048
Test nach Wilcoxon:

	Original	Normal	KE angeh.	SZ aussen
Normal	ns			
KE angeh.	ns	ns		
SZ aussen	ns	ns	+	
SZ innen	ns	+	ns	++

Abb.4.14.: „ʃ" aus „Sprache"

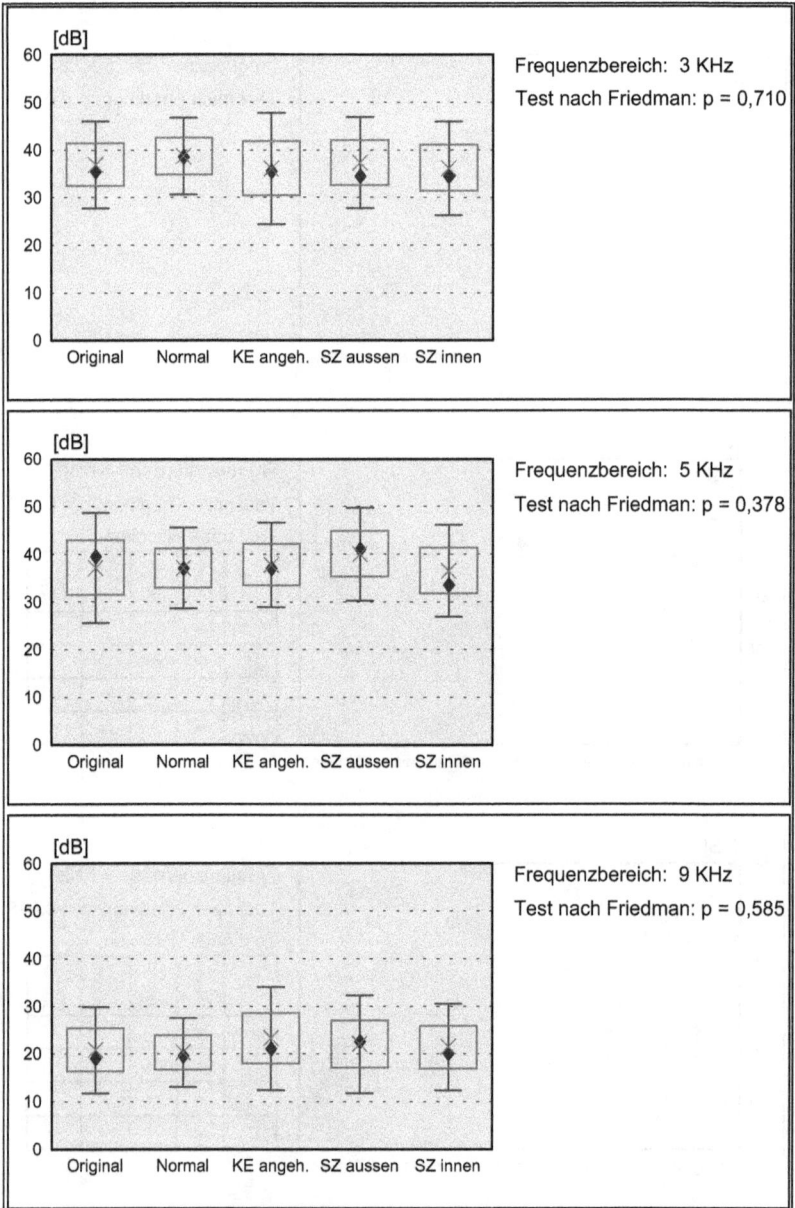

Abb.4.15.: „ç" aus „i<u>ch</u>"

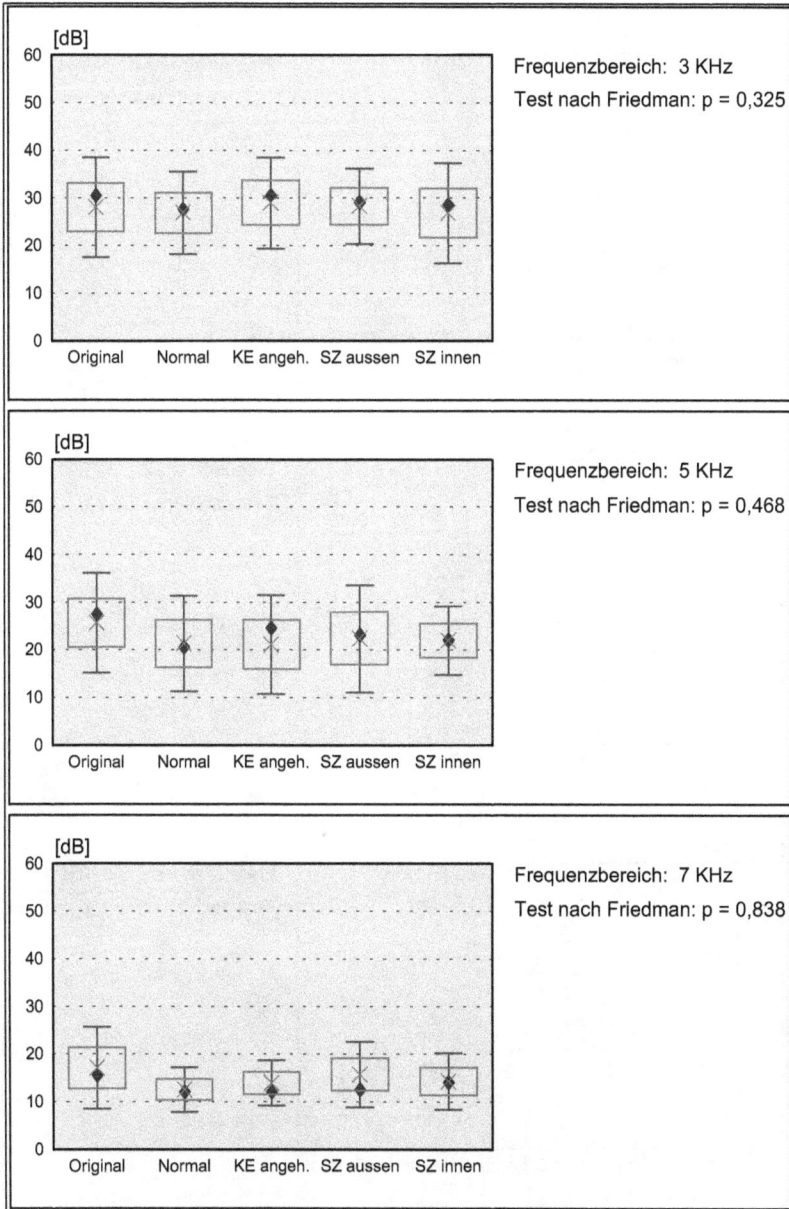

Abb.4.16.: „j" aus „derjenige"

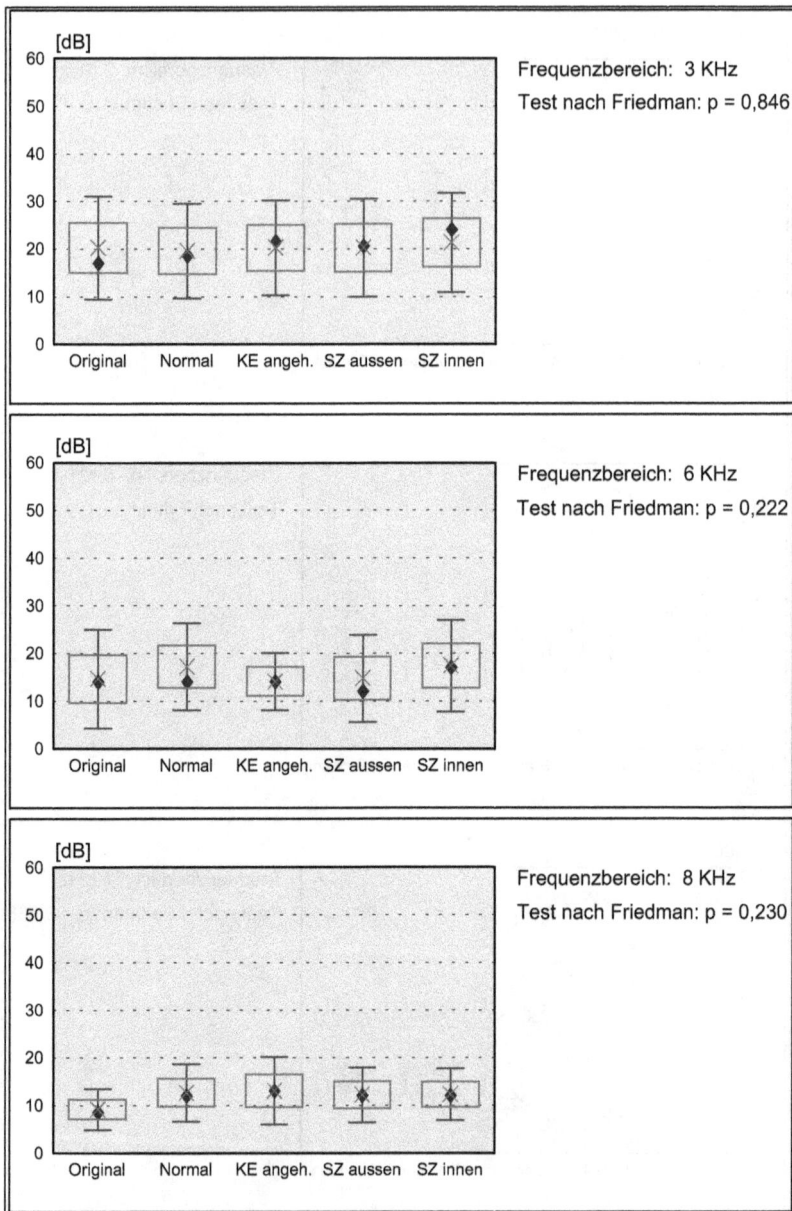

Abb.4.17.: „n" aus „si_n_d"

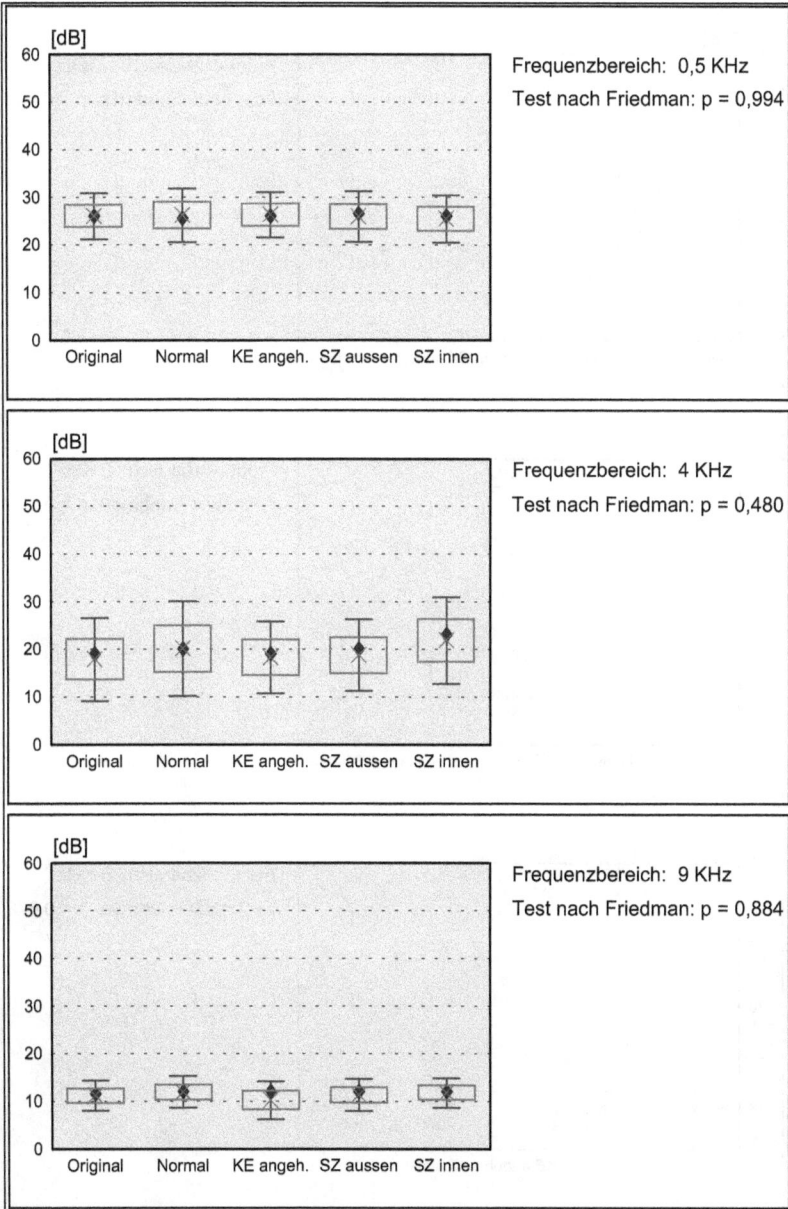

Abb.4.18.: „n" aus „Blumenstrauss"

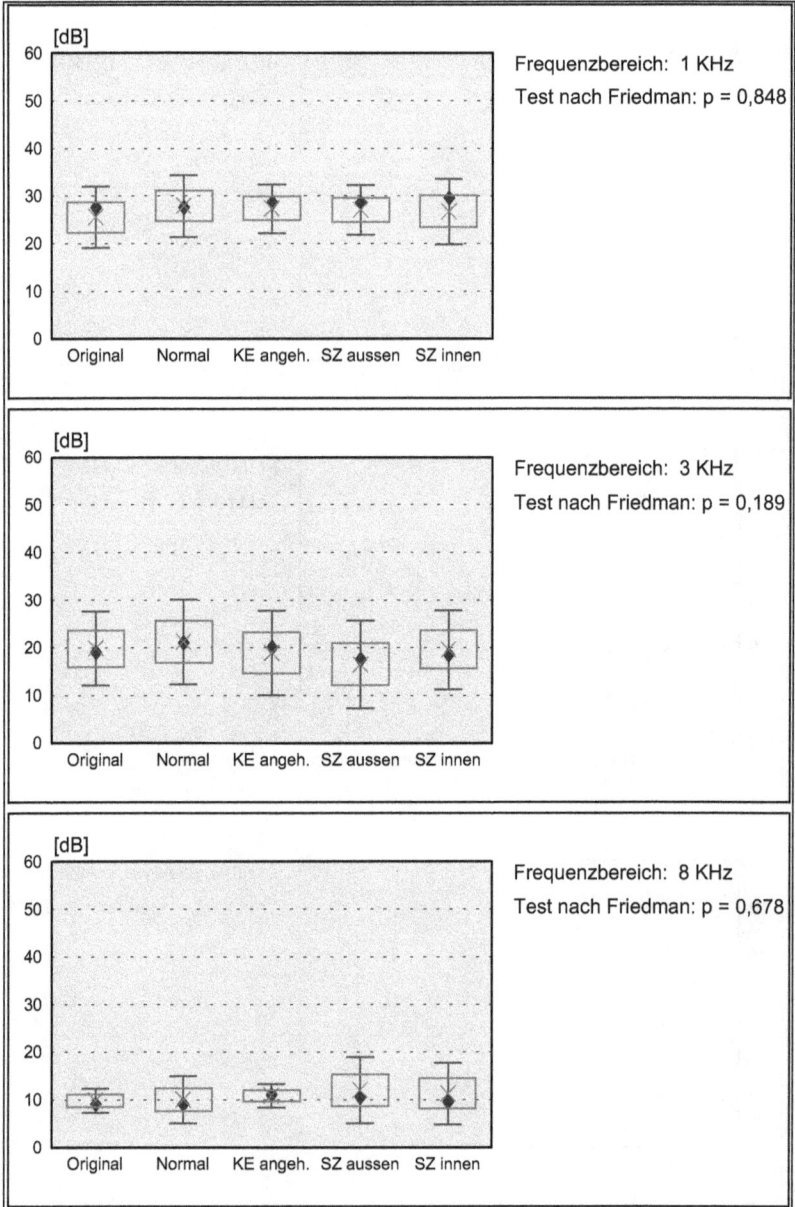

Abb.4.19.: „l" aus „Blumenstrauss"

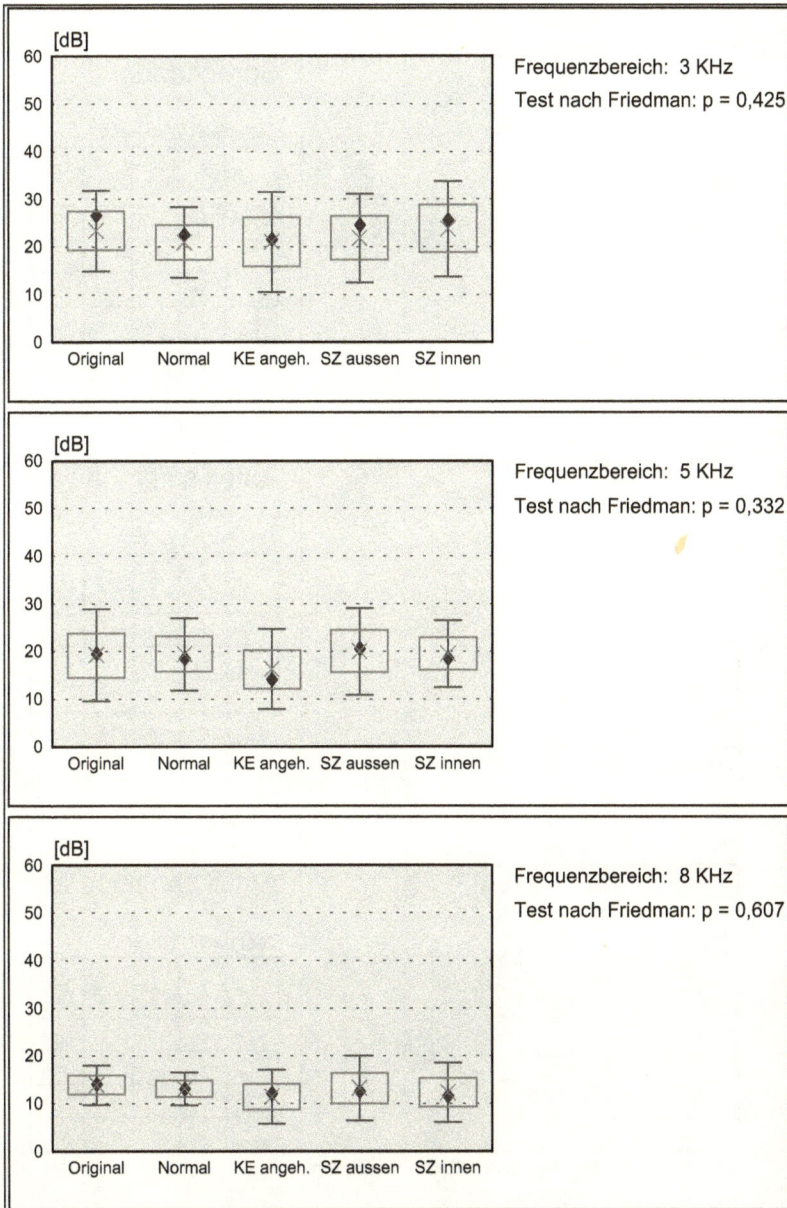

Frequenzbereich: 3 KHz
Test nach Friedman: p = 0,425

Frequenzbereich: 5 KHz
Test nach Friedman: p = 0,332

Frequenzbereich: 8 KHz
Test nach Friedman: p = 0,607

Abb.4.20.: „l" aus „Pfeil"

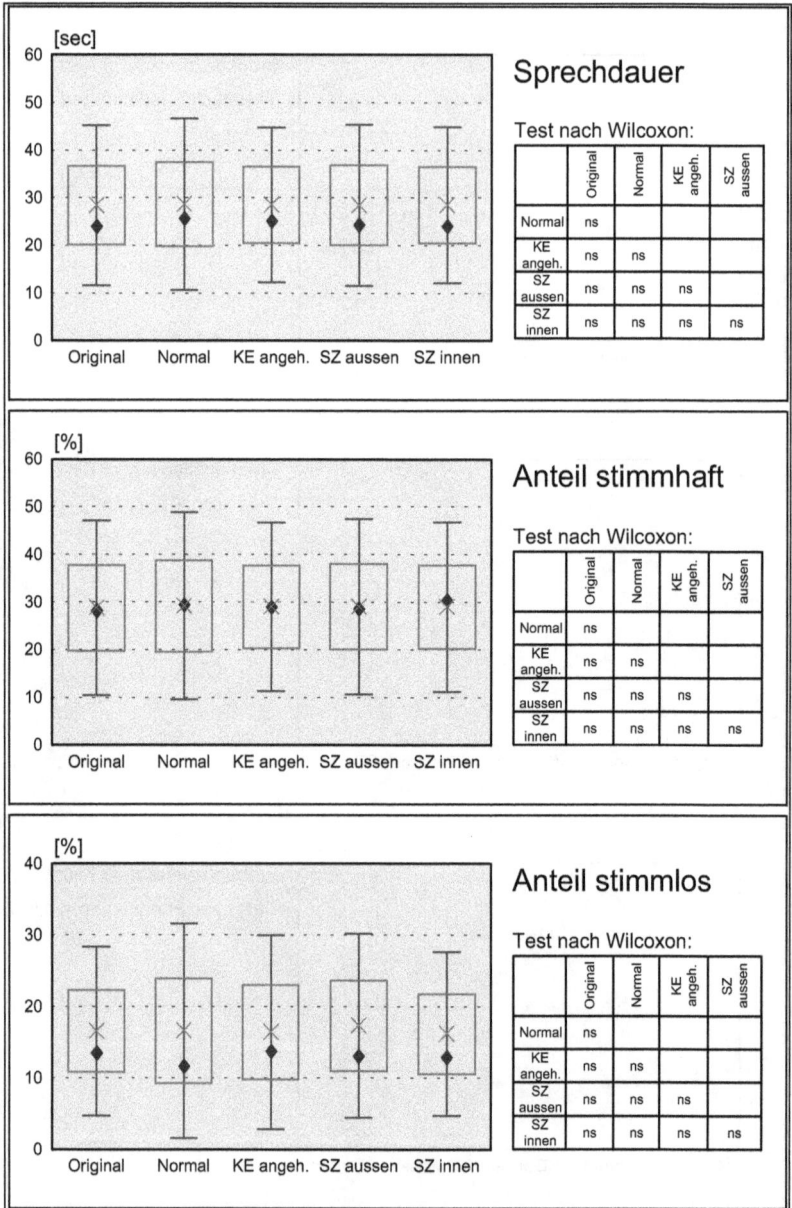

Sprechdauer

Test nach Wilcoxon:

	Original	Normal	KE angeh.	SZ aussen
Normal	ns			
KE angeh.	ns	ns		
SZ aussen	ns	ns	ns	
SZ innen	ns	ns	ns	ns

Anteil stimmhaft

Test nach Wilcoxon:

	Original	Normal	KE angeh.	SZ aussen
Normal	ns			
KE angeh.	ns	ns		
SZ aussen	ns	ns	ns	
SZ innen	ns	ns	ns	ns

Anteil stimmlos

Test nach Wilcoxon:

	Original	Normal	KE angeh.	SZ aussen
Normal	ns			
KE angeh.	ns	ns		
SZ aussen	ns	ns	ns	
SZ innen	ns	ns	ns	ns

Abb.4.21.: Phonetische Parameter, Sprechdauer, stimmhafte und stimlose Anteile an der gesprochenen Sprache.

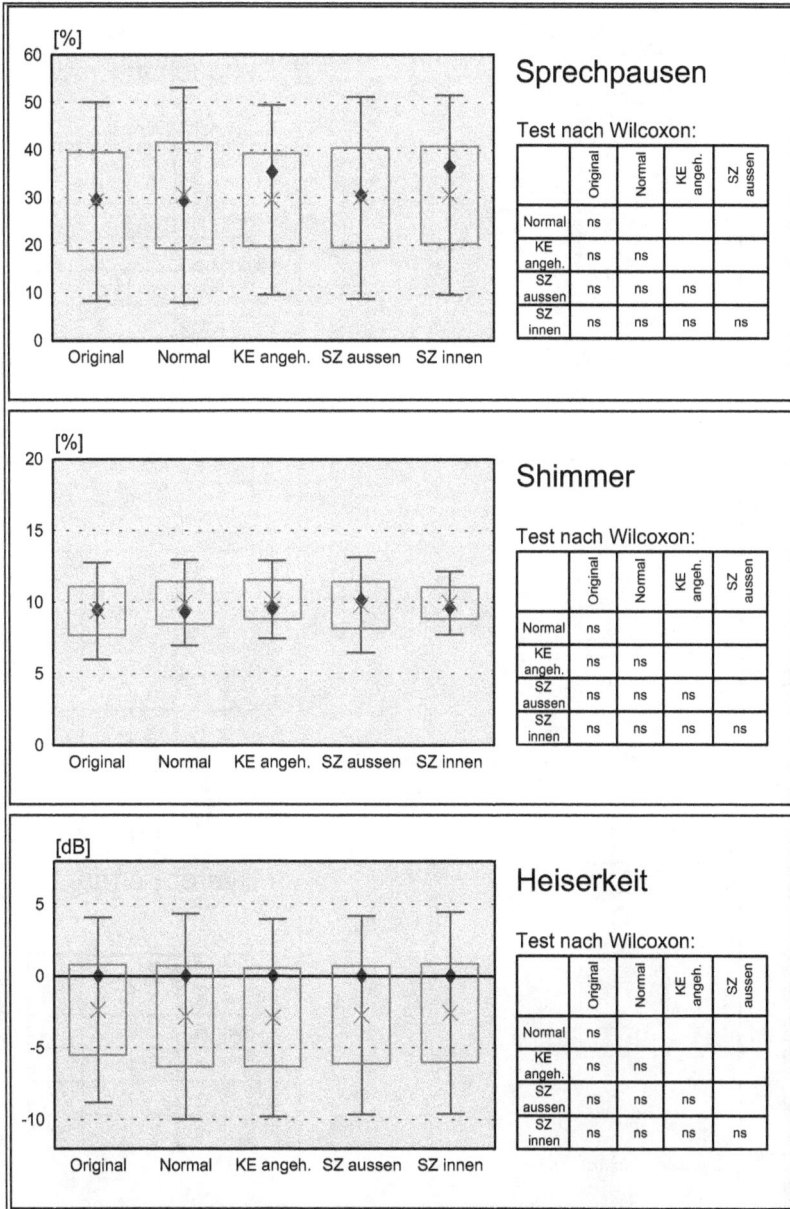

Sprechpausen

Test nach Wilcoxon:

	Original	Normal	KE angeh.	SZ aussen
Normal	ns			
KE angeh.	ns	ns		
SZ aussen	ns	ns	ns	
SZ innen	ns	ns	ns	ns

Shimmer

Test nach Wilcoxon:

	Original	Normal	KE angeh.	SZ aussen
Normal	ns			
KE angeh.	ns	ns		
SZ aussen	ns	ns	ns	
SZ innen	ns	ns	ns	ns

Heiserkeit

Test nach Wilcoxon:

	Original	Normal	KE angeh.	SZ aussen
Normal	ns			
KE angeh.	ns	ns		
SZ aussen	ns	ns	ns	
SZ innen	ns	ns	ns	ns

Abb.4.22.: Phonetische Parameter, Sprechdauer, stimmhafte und stimlose Anteile an der gesprochenen Sprache.

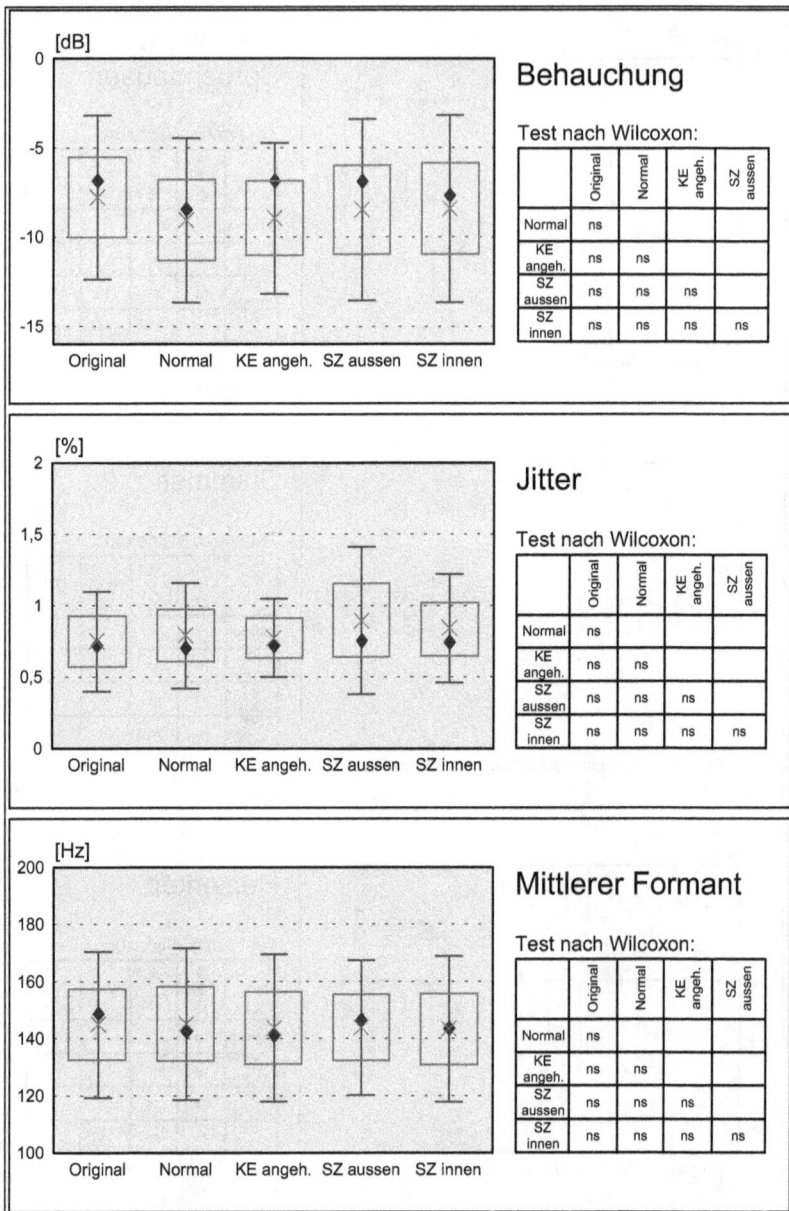

Behauchung

Test nach Wilcoxon:

	Original	Normal	KE angeh.	SZ aussen
Normal	ns			
KE angeh.	ns	ns		
SZ aussen	ns	ns	ns	
SZ innen	ns	ns	ns	ns

Jitter

Test nach Wilcoxon:

	Original	Normal	KE angeh.	SZ aussen
Normal	ns			
KE angeh.	ns	ns		
SZ aussen	ns	ns	ns	
SZ innen	ns	ns	ns	ns

Mittlerer Formant

Test nach Wilcoxon:

	Original	Normal	KE angeh.	SZ aussen
Normal	ns			
KE angeh.	ns	ns		
SZ aussen	ns	ns	ns	
SZ innen	ns	ns	ns	ns

Abb.4.23.: Phonetische Parameter, Sprechdauer, stimmhafte und stimlose Anteile an der gesprochenen Sprache.

5.0. Diskussion

5.1. Diskussion der Methode

Auf den ersten Blick scheint in der Literatur die Totalprothese aus phonetischer Sicht her gut untersucht zu sein. Allerdings handelt es sich in diesen Untersuchungen in der Regel lediglich um reine Beobachtungen sowie subjektive Einschätzungen zur Lautbildung an Totalprothesen. Studien, welche die Lautbildung von zahnlosen Patienten mit Versorgung und ohne eingesetzte Totalprothese [AGNELLO, 1972, PECANOV, 1998] analysieren, liefern zwar wertvolle Anregungen zur Messmethodik, sind allerdings in ihrer Zielsetzung weniger auf die zahnärztliche Behandlung gerichtet.

Die Entwicklung der Methodik dieser Studien zur Totalprothetik stützt sich daher in den Ansätzen lediglich auf die Untersuchungen von KOBES [1957, 1958], POUND [1970], SIEBERT [1986] und LAINE [1987, 1988].

Zur Prüfprothese

Die aufwendige Technik zur Herstellung der Prüfprothesen gründet sich in der Tatsache, dass lediglich nur die Stellung der Seitenzähne in dieser Studie beurteilt werden sollte. So konnte die Lautbildung aufgrund der für den Probanden immer identischen Prothesenbasis und Frontzahnaufstellung in der Beurteilung auf die Zahnaufstellung im Seitenzahngebiet beschränkt werden.

Geringfügige Abweichungen zur Originalprothese wurden damit bewusst in Kauf genommen, was sich dann später auch in den Ergebnissen zeigte. Es konnten in einzelnen Fällen Abweichungen in der Lautbildung zwischen Originalprothese und Prüfprothese mit „Normalstellung" der Seitenzähne beobachtet werden, die sich zum einen in einer Abweichung der Seitenzahnaufstellung beider Prothesen begründet, da es nicht ausgeschlossen war, dass die Seitenzähne der Originalprothese nach den Richtlinien der „Normalstellung" für die Prüfprothese aufgestellt war.

Das Prinzip der „Druckknopfverbindung" der einzelnen Zahnreihensegmete einschliesslich des sauberen, kantenfreien Abschlusses des Zahnsegmentes in einer Modellgussbasis hat sich bewährt und ermöglicht die beliebige Modifikation der Zahnaufstellung bei identischer Prothesenbasis.

Zur Audiometrie

Im Rahmen dieser Studien war das intakte Hörvermögen ein einschränkendes Kriterium zur Probandenauswahl [LUNDQVIST 1993, JUSSEN, 1994].

Das für diese Studien eingesetzte Audiometer wird überwiegend zur Reihenuntersuchung und Einstellungsuntersuchung von Soldaten der deutschen Bundeswehr genutzt. Der entsprechende Befundbogen zur Erfassung der Hörschwelle weist neben den Skalierungen für Hörverlust (dB) und Frequenz (Abb.3.1.2.) auch eine Einteilung in „Tauglichkeitsstufen" auf. Probanden, die an den beschriebenen Studien teilnahmen, mussten einen „Tauglichkeitsgrad 1" aufweisen, der in der Regel einen Hörverlust von bis zu 20 dB noch zulässt.

Da Probanden mit einem bekannten oder anamnestisch erhoben Hörschaden nicht an dieser Studie teilnahmen, waren bei der durchgeführten Screening-Audiometie nur „Zufallsbefunde" zu erwarten. Daher war es interessant, dass keinem der 10 hörgeschädigten Probanden (15,4%) dies bisher bekannt und aufgefallen war.

Eine weitere Hörprüfung zur Ergänzung der Luftleitungs-Schwellenaudiometrie wurde nicht durchgeführt. Jenen Patienten, die ein eingeschränktes Hörvermögen zeigten, wurde eine weitere Diagnostik durch eine fachärztliche Untersuchung nahegelegt.

Die beschriebene Technik der Screening Audiometrie ist einfach und sicher durchzuführen und stellte in zeitlicher, physischer und psychischer Hinsicht keine Belastung für die untersuchten Probanden dar, sondern wurde von diesen durchweg als positive Erfahrung betrachtet.

Zur Tonaufnahme

Die beschriebene Methode der Tonaufnahme ermöglicht selbst bei geringem Nebengeräuschpegel in einem zahnärztlichen Behandlungszimmer nahezu studioreife Aufnahmen [WISSER, 2000]. Ermöglicht wird dies durch ein hochempfindliches Richtmikrophon, das sich mit einer einfachen Kopfhalterung sicher und in Grenzen reliabel positionieren lässt. Die Tonaufnahme mit einem DAT-Recorder ist inzwischen ein Standardverfahren in der Phonetik und in Tonstudios. Relativ neu ist die Möglichkeit über hochwertige Soundkarten, PC und CD-Brenner diese Daten verlustfrei zu speichern. Der schnellere Datenzugriff erleichtern die Arbeit bei der Auswertung der Daten und die Tonaufnahmen können auf jedem beliebigen CD-Spieler gehört werden.

Zur instrumentalphontischen Auswertung

Zur Auswertung der Daten wurden die Spektrogramme lediglich zur Vorauswahl der zu untersuchenden Laute genutzt. Obwohl Spektrogramme sogar zur Personenidentifizierung [KÜNZEL, 1982] genutzt werden und hervorragend zur Darstellung intraindividueller Unterschiede in der Lautbildung geeignet sind [KOBES, 1958, YLPPÖ, 1962], ist eine Einbindung dieser Daten in eine statistische Analyse nur schwer möglich. Wir nutzten daher, wie von NIEDERMEIER [1988] empfohlen, Frequenzspektren einzelner Laute. Seiner Forderung nach „Referenzspektren" kommt diese Studie mit Einschränkung nach, indem hier zu untersuchende Frequenzbereiche für die untersuchten Konsonanten angegeben sind. Doch diese sind aufgrund der gewählten Form der Berechnung mit Hilfe der schnellen Fourier-Analyse eher vorsichtig zu interpretieren. Da eher eine amplituden- und nicht frequenzspezifische Berechnung mit einem Raster von 600 Hz gewählt wurde, sind die Bandbreiten der angegebenen Formanten im Bereich von einem kHz anzusiedeln.

Dennoch erwies sich diese Methode als hinreichend empfindlich, um selbst Unterschiede aufzuzeigen, die nicht mit dem ersten Höreindruck wahrgenommen wurden.

5.2. Diskussion der Ergebnisse

Zur Probandenauswahl

Die Auswahl der Probanden gestaltete sich für diese Studie als nicht unproblematisch. Durch das eher ländliche Einzugsgebiet sprachen 35% einen starken Dialekt, der die Ergebnisse weitgehend verfälscht hätte. Erstaunlich auch die Leseunfähigkeit von 6% der Befragten. Es war zwar kein Proband unter diesen 4 Personen, der des Lesens nicht mächtig gewesen wäre, aber das Vorlesen gestaltete sich als derart langsam und missartikuliert, dass auch hier eine Teilnahme an der Studie nicht möglich war.

Eine audiometrische Voruntersuchung wird als unabdingbar erachtet, da Laute, die nicht gehört werden, auch nicht sicher gesprochen werden können. Dieses trifft sowohl für die Probanden als auch für die Untersucher zu. Da Patienten mit Hörhilfen schon vorab nicht zur Teilnahme gebeten wurden, wiesen die 10 Probanden eine Hörschwäche auf, die ihnen bislang nicht bewusst war. Abbildung 4.1. zeigt auf, dass lediglich ein Viertel der voruntersuchten Probanden an der Studie teilnehmen konnten und wollten.

Zu den phonetischen Parametern

Die Ergebnisse der phonetischen Parameter zeigen in keinem Fall eine signifikante Abweichung. Wäre dies der Fall gewesen müsste die Methode angezweifelt werden. Auf der anderen Seite konnten die interindividuellen Schwankungen durch die Darstellung der Ergebnisse (Abbildung 4.21. bis 4.23.) deutlich aufgezeigt werden.

Lediglich zwischen zahnlosen und mit Totalprothese versorgten Patienten konnte PECANOV [1998] zwar in einer spektrographischen Analyse nicht nur Fehlbildungen der Konsonanten, sondern auch Abweichungen in den Formantbereichen der Vokale an Probanden mit und ohne getragener Totalprothese zeigen, in der vorliegenden Untersuchung war die Messung ohne Totalprothese allerdings nicht Gegenstand der Fragestellung.

Zur Lautanalyse der gesprochenen Sprache

Der vorzeitige Verlust des natürlichen Gebisses infolge von Karies und Parodonto-pathien sowie die Erhöhung des durchschnittlichen Lebensalters führen in vielen Ländern gegenwärtig noch dazu, dass es immer mehr Prothesenträger gibt. Deshalb müssen auch jene Faktoren, die eine bessere Lautbildung der Prothesenträger er-möglichen, bei der Anfertigung von Totalprothesen in grösserem Masse berücksich-tigt werden KAÁN [1995].

Im Rahmen von frequenzanalytischen Untersuchungen stellt sich als grundsätzliches Problem die grosse interindividuelle Schwankung der Frequenzspektren dar [YLPPÖ, 1955 und 1962, ALTMANN, 1981, NIEDERMEIER, 1988, KAÁN, 1995]. Aus diesem Grund sind in der Darstellung der Ergebnisse (Abb. 4.3. bis 4.20) alle untersuchten Laute in den analysierten Frequenzbereichen angegeben. Sowohl eine grosse Standardabwei-chung als auch ein durch eine eher geringe Probandenanzahl bedingt grosses Konfi-denzintervall belegen dieses Problem der interindividurellen Schwankung sehr deutlich. So konnten zwar von der Höreinschätzung, an Spektrogrammen und Fre-quenzspektren im Einzelfall eine Veränderung der Lautbildung intraindividuell gesehen und gehört werden, nach der statistischen Auswertung aber nicht allge-meingültig nachgewiesen werden. Die Abbildung 4.2 fasst diese untersuchten Laute mit den p-Werten aus dem Test nach FRIEDMAN zusammen. Auch der paarweise Vergleich nach FRIEDMAN und nach WILCOXON zeigte generell eher eine geringe Ab-weichung für alle Laute zusammen gesehen. Somit ist auch nicht nur eine interindi-viduelle sondern auch eine intraindividuelle Schwankung in den Frequenzspektren belegt. Unter diesem Aspekt ist daher bei „Fallstudien" zum Thema Lautbildung eine vorsichtige Interpretation angezeigt.

Zunächst unerwartet konnte ein signifikanter Unterschied im f-Laut und k-Laut zwischen der Originalprothese und der Prüfprothese nachgewiesen werden (Abb.4.8. und 4.9.) Erklärt werden kann dies durch einen nicht kongruenten distalen Ab-schluss durch die Modellgussverstärkung in der Prüfprothese (k-Laut) gegenüber der Originalprothese sowie des in Kaltpolymerisat angefertigten, Frontzahnsegmen-tes, das durch die Polymerisationsschrumpfung und Bearbeitung eine leicht verkürz-te Frontzahnstellung gegenüber dem Original aufwies. Als positiver Nebeneffekt lässt sich hier die Empfindlichkeit der gewählten instrumentalphonetischen Methode herausstellen.

Statistisch gesicherte Abweichungen konnten im s- und ʃ-Laut nachgewiesen werden (Abb. 4.10. bis 4.14.). Insbesondere der Frequenzbereich um 5 kHz reagiert empfindlich auf die verschiedenen Seitenzahnstellungen. Durch die Innenstellung der Seitenzähne wird dieser Formant spezifisch lauter, der Höreindruck ergibt eine „Schärfere s-Lautbildung". Dieses Phänomen ist durch eine Einschränkung des Zungenraumes zu erklären. Auch LAINE [1986] wies einen höchst signifikanten Unterschied in der „S"- Lautbildung zwischen Patienten mit einer Innenstellung der Seitenzähne zur Normstellung auf. Missbildungen dieses Lautes beobachtete er bei Patienten mit Innenstellung der Seitenzähne und einem hohen Gaumen.

Durch die Aussenstellung der Seitenzähne wird dieser Formant um 5 kHz bei der Bildung der alveolären und postalveolären Frikative abgeschwächt, der Höreindruck ergibt eine „klossige Sprache". Die Zunge versucht in diesen Fällen, die S-Laute weiter dorsal zu bilden POUND [1970] wies auf diesen Effekt hin und schlug ebenfalls in diesen Fällen eine Stellung der Seitenzähne nach innen vor. Durch die beschriebene Anhebung der Kauebene lässt sich der 5 kHz Formant im Einzelfall ebenfalls verstärken. Obwohl bei dieser Zahnaufstellung der Zungenraum nicht verändert wurde, konnten deutliche Abweichungen in der Lautbildung zur „Normstellung", in der Regel nach der Camperschen Ebene ausgerichteten Okklusionsebene, nachgewiesen werden. Vorstellbar ist es, dass sich die Zunge in der Ruhelage zwischen den Zahnreihen im Seitenzahngebiet befindet. Wird diese Ebene verschoben, so fehlt dieser Platz und die Zunge liegt in der Ruhelage dorsal an den oralen Begrenzungen der Totalprothese an.

Im Bereich von 9KHz werden diese Beobachtungen im Bereich des ʃ-Lautes bestätigt, während im s-Laut, abhängig von der Bildung des Lautes (vor oder nach einem Vokal) im Bereich von 7 und 8 kHz eine Abschwächung durch die Innenstellung und eine Verstärkung durch Anhebung der Kauebene erreicht werden kann.

5.3. Ansätze zur Behandlung von Lautbildungsstörungen

Die vorliegenden Ergebnisse zeigen deutlich, dass die Stellung der Seitenzähne einen nicht unerheblichen Einfluss auf die Lautbildung nehmen. Im Umkehrschluss bedeutet dies aber auch, dass der Zahnarzt in der Lage ist, eine verbesserte Lautbildung im Bereich der S-Laute durch die Umstellung der Seitenzähne zu erreichen.

Ein interessanter Ansatz ist es, bei Patienten mit einer klossigen Aussprache die Seitenzähne des Unterkiefers steiler zu stellen (angehobene Kauebene) im Extremfall wird der letzte Unterkiefermolar mit der distalen Randleiste gegen die Basis der Oberkieferprothese gestellt. Somit kann die Kaustabilität einer Totalprothese beibehalten werden, ohne dass der Zungenraum für den Patienten eingeschränkt wird.

Durch die Innenstellung der Seitenzähne wird der Frequenzbereich um 5 kHz bei der Bildung der S-Laute spezifisch lauter, der Höreindruck ergibt eine „schärfere s-Lautbildung". Dieser Ansatz kann verfolgt werden, wenn eine „klossige" Sprache vorliegt.

Klagen Patienten über „Rauschen und Pfeifen" bei der S-Lautbildung (5 kHz und 9 kHz Formant verstärkt) so sind die Seitenzähne weiter nach aussen zu stellen. Eine Aufstellung der Seitenzähne nach aussen geht jedoch generell mit einem Verlust an Kaustabilität einher. In solchen Fällen führen kleinere Seitenzähne, Seitenzahnformen mit schmalen Lingualbereichen oder im Extremfall eine Aufstellung nach der Anti-MONSON-Kurve zur verbesserten Lautbildung, ohne die Funktion der Totalprothese zu verschlechtern.

Zusammenfassung

Neben einer funktionellen und ästhetischen Rehabilitation muss eine prothetische Rekonstruktion auch eine ungestörte Lautbildung gewährleisten. Insbesondere in der Totalprothetik wird die Lautbildung durch viele Variablen beeinflusst, deren Auswirkungen im Einzelnen unbekannt sind.

Ziel dieser Studie war es, den Einfluss der Seitenzahnaufstellung einer Totalprothese instrumentalphonetisch mit der von W. Wisser [2000] enwickelten Methode zu untersuchen und therapeutische Ansätze zu formulieren.

Für insgesamt 16 Probanden wurde unter Beibehaltung der vertikalen und horizontalen Kieferrelationen des getragenen Zahnersatzes Prüfprothesen hergestellt, an denen verschiedene Seitenzahnstellungen der identischen Prothesenbasis einschliesslich Frontzähnen simuliert werden konnten.

Statistisch gesicherte Abweichungen (Test nach Friedmann und Wilcoxon) konnten im s- und ʃ-Laut nachgewiesen werden. Insbesondere der Frequenzbereich um 5 kHz reagiert empfindlich auf die verschiedenen Seitenzahnstellungen. Durch die Innenstellung der Seitenzähne wird dieser Formant spezifisch lauter, der Höreindruck ergibt eine „schärfere S-Lautbildung". Durch die Aussenstellung wird dieser Formant abgeschwächt, der Höreindruck ergibt eine „klossige Sprache". Durch die beschriebene Anhebung der Okklusionsebene lässt sich der 5 kHz Formant im Einzelfall ebenfalls verstärken.

Im Bereich von 9 kHz werden diese Beobachtungen im Bereich des ʃ-Lautes bestätigt, während im s-Laut, abhängig von der Bildung des Lautes (vor oder nach einem Vokal) im Bereich von 7 und 8 kHz eine Abschwächung durch die Innenstellung und eine Verstärkung durch die Anhebung der Kauebene erreicht werden kann.

Diese Studie zeigt erstmals statistisch gesicherte Ergebnisse zum Einfluss der Seitenzahnstellung an Totalprothesen auf die Lautbildung.

Literaturverzeichnis

1. ABERCOMBIE, N.:
    Elements of general phonetics.
    Edindurgh Univ Press, Edinburgh (1967).

2. ACKERMANN, F.:
    Stabilisierende Prinzipien beim Aufstellen der Zähne.
    Schweiz Mschr Zahnhlk 54,731-739 (1944).

3. AGNELLO, J.G., WICTORIN, L.:
    A study of phonetic changes in edentulous patients following complete denture treatment.
    J Prosthet Dent 27,133-139 (1972).

4. ALLEN, L.R.:
    Improved phonetics in denture construction.
    J Prosthet Dent 8,753-763 (1958).

5. ARAM, A., SUBTELNEY, J.D.:
    Velopharyngeal Function And Cleft Palate Prostheses.
    J Prosthet Dent 9,149-158 (1959).

6. ARNOLD, G.E.:
    Orthodontie und Sprachheilkunde.
    Z Stomat 41,346-362 (1943).

7. AWAD,M.A., FEINE,J.S.:
    Measuring patient satisfaction with mandibular prostheses.
    Community Dent Oral Epidemiol 26,400-405 (1998).

8. BAKEN, R.J.:
    Clinical Measurement of Speech and Voice.
    Taylor & Francis, London (1975)

9. BALTERS, W.:
    Die Bedeutung von Zahnverlust und Zahnersatz für den Patienten von der Psychologie her gesehen.
    Dtsch Zahnärztl Z 5,112-120 (1956).

10. BECKER, W., NAUMANN, H.H., PFALZ, R.C.:
    Hals-Nasen-Ohren-Heilkunde.
    Thieme Verlag, Stuttgart-New York (1989).

11. BERGER, R., MACHT, S., BEIMESCHE, H.:
    Probleme und Lösungsansätze bei der Auswertung des dichotischen Diskreminationstests für Kinder.
    HNO 46,737-756 (1998)

12. BERGER, R., DEMIRAKCA, T.:
    Vergleich zwischen dem alten und neuen Auswertemodus im dichotischen Diskreminatonstest.
    HNO 48,390-393 (2000)

13. BIESALSKI, P, FRANK, F.:
    Phoniatrie – Pädaudiologie
    Georg Thieme Verlag Stuttgart - New York (1994).

14. BRIGHAM, E.O.:
    FFT-Schnelle Fourier Transformation.
    R. Oldenbourg, München-Wien (1995).

15. BROSE, MO., TANQUIST, RA.
    The influence of anterior coupling on mandibular movement.
    J Prosthetet Dent 57,345-353 (1987).

16. BRÜCKE, E.:
     Grundzüge der Physiologie und Systematik der Sprachlaute.
     Rodecker, Wien (1856).

17. BÜHL, A., ZÖFEL, P.:
     SPSS Version 10 – Einführung in die moderne Datenanalyse unter Windows.
     Addison-Wesley, München (2000).

18. BURCKHARDT, R. SCHLEICHER, A.:
     Gebißanomalien, Sprachfehler und orofaziale Muskelfunktionsstörungen (II)
     Quintess Zahnärztl Lit 10/82,2029-2034 (1982).

19. BURCKHARDT, R. SCHLEICHER, A.:
     Gebißanomalien, Sprachfehler und orofaziale Muskelfunktionsstörungen (III)
     Quintess Zahnärztl Lit 11/82,2261-2268 (1982).

20. BRUNELLO,D.L., MANDIKOS,M.N.:
     Construction faults, age, gender, and relative medical health: Factors associated with complaints
     in complete denture patients.
     J Prosthet Dent 79,545-554 (1998).

21. CARR, L., WOLFAARDT, J.F., HAITAS, G.P.:
     Speech defects in prosthetic dentistry Part II – Speech defects associated
     with removable prosthodontics.
     J Dent Ass S Africa 40,387-390 (1985).

22. CASTILLO-MORALES, R. BRONDO, J. HOYER, H. LIMBROCK, G.J.:
     Die Behandlung von Kau-, Schluck- und Sprechstörungen bei behinderten Kindern mit der oro-
     fazialen Regulationstherapie nach Castillo-Morales: Aufgabe für Pädiater und Zahnarzt.
     Zahnärztl Mitt 75,935-951 (1985).

23. CHASIN,M., SILVER,N.:
     Porcelain veneer phonetic analysis.
     Ontario Dentist 2/95,32-34 (1995).

24. CHENG,A.C., MORRISION,D., MAXYMIW,W.G., ARCHIBALD,D.:
     Lip prothesis retained with resin-bonded elements as an option
     for the restauration of labial defects: A clinical report
     J Prosthet Dent 80,143-146 (1998).

25. CIBIRKA,R.M., RAZZOOG,M., LANG,D.R.:
     Critical evaluation of patient responses to dental implant therapy.
     J Prosthet Dent 78,574-581 (1997).

26. CLANCY, JM., BUCHS, AU., ARDJMAND, H.:
     A retrospective analysis of one implant system in an oral surgery practice.
     Phase I: Patient satisfaction.
     J Prosthet Dent 65,265-271 (1991).

27. CLAVEL, R. VATER, S. SPIRGI, M.:
     Phonetischer Vergleich mit verschiedenen Prothesen beim zahnlosen Patienten.
     Dent Labor 32,1541-1547 (1984).

28. DE BAAT, C. VAN AKEN, A.A.M., MULDER, J., KALK, W.:
     „Prostetic condition" and patients' judgment of complete dentures.
     J Prosthet Dent 78,472-478 (1997).

29. DEGRANDMONT, P., FEINE, J.S., TACHE, R., BOUDRIAS, P., DONOHUE, W.B.,
     TANGUAY, R., LUND, JP.:
     Within-subject comparisons of implant-supported mandibular
     prostheses: psychometric evaluation.
     J Dent Res 73,1096-1104 (1994)

30. DOLDER, E.:
    Zur Psychologie des Zahn-Verlustes und des Zahn-Ersatzes.
    Prothetik 2,1956.

31. DUDEN BAND 1.
    DUDEN – Rechtschreibung der deutschen Sprache.
    DUDENVERLAG, Mannheim - Leipzig - Wien - Zürich (2000)

32. EBERHARDT, H.:
    Zahnsystem und Sprachstörungen.
    Med Diss, Erlangen (1954).

33. EICHNER, K.:
    Funktionelle Gesichtspunkte zur Basisgestaltung von Modellgußprothesen.
    Dtsch Zahnärztl Z 29,930-937 (1974).

34. EISENRING, R.:
    Rand- und Flächengestaltung totaler Prothesen.
    Schweiz Mschr Zahnhlk 61,705-711 (1951).

35. EWERS, R., HOFFMEISTER, B.:
    Reconstruction of the mandibular denture bearing area and freeing of the tongue after tumor
    surgery.
    J Oral Maxillofac Surg 46,272-275 (1988).

36. FAYZ, F., ESLAMI, A.:
    Determination of occlusal vertical dimension: a literature review.
    J Prosthet Dent 59,321-323 (1988).

37. FEHR, C.U.:
    Kauflächengestaltung an totalen Prothesen.
    Dtsch Zahnärztl Z 2,453-460 (1953).

38. FEINE,J.S., DUFRESNE,E., BOUDRIAS,P., LUND,J.P.:
    Outcome assessment of implant-supported protheses.
    J Prostet Dent 79,575-579 (1998).

39. FISCHER, R.:
    Statik und Artikulation.
    In: Häupl, K., Meyer, W., Schuchardt, K.:
    Zahn-, Mund- und Kieferheilkunde, Bd.4
    Urban und Scharzenberg, München-Berlin (1956).

40. FÖRSTER, H.:
    Abhängigkeit der Lautbildung von Gaumen, Kiefer und Gebiss: Eine phonetische Untersu-
    chung.
    Phil. Diss. Hamburg (1967)

41. GARDNER, L.K., RAHN, A.O., PARR, G.R.:
    Using vinyl polysiloxane in the altered cast procedure for speech-aid prostheses.
    J Prosthet Dent 63,62-64 (1990).

42. GAUSCH,K. :
    Erfahrungen mit Front- Eckzahn- kontrollierten Totalprothesen.
    Dtsch Zahnärztl Z 41,1146-1151 (1986).

43. GAUER, O.H., KRAMER, K., JUNG, R.:
    Physiologie des Menschen, Bd.12: Hören, Stimme, Gleichgewicht.
    Urban & Scharzenberg, Müchen (1972).

44. GEBHARDT, H.:
    Der Zahnarzt und die peripheren Sprachstörungen.
    Zahnärztl Welt 6,122-124 (1951).

45. GEERING, A.H.:
    Die Lautbildung mit der unteren totalen Zahnprothese.
    Med Diss, Zürich (1966).

46. GERBER, A.:
    Ästhetik, Okklusion und Artikullation der totalen Prothese.
    Öst Zschr Stomat 61,46-51 (1964).

47. GERBER, A. ET AL:
    Kaustabile Prothesen für zahnlose Oberkiefer.
    Quintessenz 24, 584-590 (1973)

48. GERBER, A.:
    Kiefergelenk und Zahnokklusion.
    Dtsch Zahnärztl Z 26,119-129 (1971).

49. GITT, I.:
    Bewertung der Ästetik, Kau- und Sprachfunktion nach prothetischer
    Therapie von Patienten mit LKG-Spalten
    Dtsch Zahnärztl Z 54,726-728 (1999).

50. GODBERSEN, GS., GROSS, M.:
    Dokumentation von Hörfähigkeit und sprachlicher Leistung
    bei Patienten mit Lippen-Kiefer-Gaumenspalten.
    Dtsch Z Mund Kiefer Gesichtschir 13,15-20 (1989).

51. GOYAL, B.K. GREENSTEIN, P.:
    Functional contouring of the palatal vault for improving speech with complete dentures
    J Prosthet Dent 48,640-646 (1982).

52. GRASER, G.N., MYERS, M.L., IRANPOUR, B.:
    Resolving esthetic and phonetic problems associated with maxillary implant-supported prosthe-
    ses. A clinical report.
    J Prosthet Dent 62,376-378 (1989).

53. GROETSEMA,W.R.:
    An overview of the maxillofacial prosthesis as a speech rehabilitation aid
    J Prosthet Dent 57,204-208 (1987).

54. GROGONO, A.L., LANCASTER, D.M., FINGER, I.M.:
    Dental implants: A survey of patients attitudes.
    J Prosthet Dent 62,573-576 (1989).

55. GUTZMANN, H.:
    Ueber Untersuchung und Behandlung der durch Gaumen- oder Zahndefekte entstehenden
    Sprachstörungen (mechanische Dyslalien).
    Dtsch Zahnärztl Wschr 14,186-188/209-217 (1895).

56. GYSI, A., KÖHLER, L., SCHEFF, J.:
    Handbuch der Zahnheilkunde, Bd.4: Zahnersatzkunde.
    Urban und Scharzenberg, Berlin (1929).

57. GYSI, A.:
    Modifikation des Artikulators und die Aufstellregeln für Vollprothesen.
    Huber, Bern (1958).

58. HALL, R.E.:
    Full denture construction.
    J Am Dent Ass 16,1157-1160 (1929).

59. HAKKARINEN, H.J.:
    Phonetik des Deutschen.
    Wilhelm Fink, München (1995).

60. HAMLET, SL.:
Speech adaptation: an aerodynamic study of adults with a childhood
history of articulation defects.
J Prosthet Dent 53,553-557 (1985).

61. HARDING,A., GRUNWELL,P.:
Characteristics of cleft palate speech.
European Journal of Disorders of Communication 31,331-357 (1996).

62. HILTEBRANDT, C.:
Die Bedeutung des Okklusionsfeldes im natürlichen und künstlichen Gebiss.
Dtsch Zahnärztl Z 43,486-491 (1940).

63. JAKHI, S.A., KARJODKAR, F.R.:
Use of cephalometry in diagnosing resonance disorders.
Am J Orthod Dentofacial Orthop 98,323-332 (1990).

64. JENSEN, W.O.:
Occlusion for the Class II jaw relations patient.
J Prosthet Dent 64,432-434 (1990).

65. JUSSEN, H., KLOSTER-JENSEN, M., WISOTZKI, K.H.:
Lautbildung bei Hörgeschädigten. 3. Aufl. Edition
Marhold im wiss.Verl. Spiess, Berlin, (1994).

66. KAÁN,M. BOLLA,K. KEZLER,B.:
Die suprasegmentalen Eigenschaften beim Sprechen der Totalprothesenträger
Zahnärztl Welt/Ref 103,710-713 (1995).

67. KLÄHN, K.-H.:
Die Restauration eines kariös-zerstörten Milchgebisses
Zahnärztl Welt/Ref 98,101-102 (1989).

68. KLÖTZER, W.T.:
Ist die Totalprothetik ohne Berücksichtigung der Funktionslehre noch denkbar?
Dtsch Zahnärztl Z 40,123-140 (1985).

69. KOBES, L.:
Betrachtungen und experimentelle Untersuchungen zum Problem der phonetischen Adaptation
von totalem und partiellem Zahnersatz sowie Angabe der Konstruktion eines die Bildung der
Sprachlaute unterstützenden Zahnersatzes im Oberkieferbereich.
Med Diss, Erlangen (1957)

70. KOBES, L.:
Experimentelle Untersuchungen zum Problem der phonetischen Adaptation von herausnehm-
barem Zahnersatz.
Dtsch Zahnärztl Z 13,825-831 (1958).

71. KOBES, L.:
Die Versorgung von Kiefer-Gaumendefekten auf prothetischem Wege und
deren Auswirkung auf die Bildung der Sprachlaute.
Hanser, München (1968).

72. KOHLER, K.J.:
Einführung in die Phonetik des Deutschen.
E. Schmidt, Berlin (1977).

73. KOZIELSKI, P.M., CHILLA, R.:
Sprechstörungen und Gebissanomalien: der Einfluss der Prognathie und des offenen Bisses auf
die Entstehung von Sigmatismus und Schetismus bei Kinder mit einem Milchgebiss.
Sprache Stimme Gehör 2,13-18 (1978).

74. KRANZ, H.:
     Zahnverlust und Zahnersatz als psychologisches Problem.
     Dtsch Zahnärztl Z 5,105-112 (1956).

75. KRUG, R.S.:
     Ceramic flask technique for duplicating a complete denture.
     J Prosthet Dent 52,896-899 (1984).

76. KÜHL, W.:
     Die Funktion der Okklusalfächen bei totalen Prothesen.
     Dtsch Zahnärztl Z 28,742-750 (1973).

77. KÜNZEL, H.J., BORYS, B.B.:
     Farbige Schallspektrographie: einige Anwendungsbeispiele
     einer neuen Technik in der Phoniatrie.
     Sprache Stimme Gehör 6,74-78 (1982).

78. KÜNZEL, H.J.:
     Praxis der forensischen Sprecherkennung.
     Kriminalistik 3,120-126 (1987).

79. LAINE,T.:
     Articulatory disorders in speech as related to size of the alveolar arches.
     Europ J Orthodont 8,192-197 (1986).

80. LAINE, T., JAROMA, M., LINNASALO, A.L.:
     Relationsships between interincisal occlusion and articulatory components of speech.
     Folia Phoniatr 39,78-86 (1987).

81. LAITINEN, J., RANTA, R., PULKKINEN, J., HAAPANEN, M-L.:
     The association between dental arch dimensions and occurence of Finnish dental consonant mi-
     sarticulations in cleft lip/palate children.
     Acta Odont Scand 56,308-312 (1998).

82. LEHNHARDT, E.:
     Praktische Audiometrie.
     Thieme, Stuttgart (1988).

83. LOHMANDER-AGERSKOV, A., FRIEDE, H., SÖDERPALM, E., ET AL.:
     Residual Clefts in the Hard Palate: Correlation Between Cleft Size and Speech.
     Cleft Palate Craniofac J 34,122-128 (1997).

84. LOHMANDER-AGERSKOV,A.:
     Speech outcome after cleft palate surgery with the Göteborg regimen including delayed hard
     palate closure.
     Scand J Plast Reconstr Hand Surg 32,63-80 (1998).

85. LUNDQVIST, S., KARLSSON, S., LINDBLAD, P., ET AL.:
     An electropalatographic and optoelectronic analysis of Swedish [s] production.
     Acta Odont Scand 53,372-380 (1972).

86. LUNDQVIST, S., HARALDSON, T., LINDBLAD, P.:
     Speech in connection with maxillary fixes prostheses on osseointegrated implants: a three-year
     follwo-up study.
     Clin Oral Impl Res 3,176-180 (1992).

87. LUNDQVIST, S., LOHMANDER-AGERSKOV, A., HARALDSON, T.:
     Speech before and after treatment with bridges on osseointegrated implants in the edentulous
     upper jaw.
     Clin Oral Impl Res 3,57-62 (1992).

88. LUNDQVIST, S.:
Speech and other oral functions: Clinical and experimental studies with special reference to maxillary rehabilitation on osseointegrated implants.
Swed Dent J (Suppl) 91,1-39 (1993).

89. MALSON, T.S.:
Nonobtructing Prosthetic Speech Aid During Growth and Orthodontic Treatment.
J Prosthet Dent 7,403-415 (1957).

90. MANGANARO, A.M., BRYANT, A.W.:
Speech aid prosthesis for a patient with Wegener's granulomatosis: a clinical report.
J Prosthet Dent 77,346-347 (1997).

91. MÄNEL, H.:
Über die Gewöhnung an die totale Prothese des Oberkiefers unter besonderer Berücksichtigung der Zunge und der Zähne für die Sprachlautbildung.
Med Diss, Rostock (1931).

92. MATSUI, Y., OHNO, K., SHIROTA, T., ET AL.:
Speech function following maxillectomy reconstructed by rectus abdominis myocutaneous flap.
J Craniomaxillofac Surg 23,160-164 (1995).

93. MCCORD, J.F., FIRESTONE, H.J., GRAND, A.A.:
Phonetic determinations of tooth placement in complete dentures.
Quintess Int 25,341-345 (1994).

94. MCQUILLEN, J.H.:
The anatomy and physiology of expression and the human teeth in their relations to mastication, speech appearance.
J.B. Lippincott, Philadelphia (1864).

95. MILLER, T.E.:
Implications of congenitally missing teeth:
orthodontic and restaurative procedures in the adult patient.
J Prosthet Dent 73,115-122 (1995).

96. MONSON, G.S.:
Applied mechanics to the theory of mandibular movements.
Dent Cosmos 74,1039-1043 (1932).

97. MÜLLER, M.:
Über das Lispeln der Prothesenträger
Dtsch Zahnärztl Wschr 34,77-84 (1931).

98. NADOLECZNY, M., REICHENBACH, E.:
Orthopädisch (orthodontisch-) -prothetische Maßnahmen zur Behebung von Sprachstörungen.
Fortschr Zahnhkd 3,53-57 (1927).

99. NAERT, I., QUIRYNEN, M., VAN THEUNIERS, G. ,STEENBERGHE, D.:
Prosthetic aspects of osseointegrated fixtures supporting overdentures. A 4-year report.
J Prosthet Dent 65,671-680 (1991).

100. NIEDERMEIER, W., KICK, W., MODER, M.:
Frequenzanalytische Untersuchungen zur Beurteilung der phonetischen Qualität von Zahnersatz
Dtsch Zahnärztl Z 43,765-772 (1988).

101. OAKLEY-COLES, A.:
zit. in: PANCONCELLI-CALZIA, F.: Über Palatogrammetrie.
Vox 28,172-178 (1918)

102. ONDRÁCKOWÁ, H.:
      Zur Untersuchung der physiologischen Tätigkeit der Sprechorgane in den supraglottalen Höh-
      len.
      Folia Phoniatr 19,161-171 (1967).

103. OWERT, H.:
      Die zahnärztliche Behandlung funktioneller Sprachstörungen vermittels Spezialprothesen.
      Zahnärztl Rdsch 38,609-610 (1921).

104. PALMER, J.M.:
      Structural changes for speech improvement in complete upper denture fabrication.
      J Prosthet Dent 41,507-510 (1979).

105. PANCONCELLI-CALZIA, G.:
      Über die Wichtigkeit der Experimentalphonetik für die Zahnheilkunde.
      Ergebnisse VIII, W. de Gruyter Verlag, Berlin (1924).

106. PAREL, S.M., BALSHI, T.J., SULLIVAN, D.Y., ET AL.:
      Gingival augmentation for osseointegrated implant prostheses.
      J Prosthet Dent 56,208-211 (1986).

107. PECANOV, A.:
      Spektrographische Analyse des Einflusses von Oberkiefer-Zahnersatz auf die Lautbildung.
      Dtsch Zahnärztl Z 53,810-815 (1998).

108. PETROVIC, A.:
      Speech sound distortions caused by changes in complete denture morphology.
      J Oral Rehab 12,69-79 (1985).

109. PINBOROUGH-ZIMMERMAN, J., CANADY, C., YAMASHIRO, D.K., MORALES, L.:
      Articulation and nasality changes resulting from sustained palatal fistula obturation.
      Cleft Palate-Cranio J 35,81-87 (1997).

110. POUND, E.:
      Utilizing speech to simplify a personalized denture service.
      J Prosthet Dent 24,586-601 (1970).

111. PRESS, W.H., TEUKOLSKY, S.A., VETTERLING, W.T., FLANNERY, B.P.:
      Numerical Recipes in C.
      Cambridge University Press, Cambridge (1992).

112. PSILLAKIS,J.J., WRIGHT,R.F., TOOTHAKER,R.W.:
      A simple, expeditious method for placement of thermoplastic impression material for speech
      aid protheses.
      J Prostet Dent 81,247-248 (1999).

113. REIBER, T., FUHR,K..:
      Die Totalprothese.
      Urban und Scharzenberg, München-Wien-Baltimore (1993).

114. REICHENBACH, E., MEINHOLD, G.:
      Neuere Beobachtungen und Untersuchungen über orale organische Sigmatismen in Zusam-
      menhang mit Zahnstellung- und Kieferanomalien.
      Fortschr Kieferothop 24,1-11 (1963).

115. REITEMEIER, G., HEIDELBACH, J.G., REITEMEIER, B., HLOUCAL, U.:
      Beziehungen restaurativer und chirurgisch-prothetischer Maßnahmen im Rahmen der Stimm-
      und Sprachfunktionen.
      Zahn Mund Kieferheilk 78,507-512 (1990).

116. REUMUTH, E.:
      Sprachstörungen und Prothetik.
      Zahnärztl Praxis 8,9-10 (1957).

117. RITCHIE, G.M., ARIFFIN, Y.T.:
     Sonographic analysis of speech sounds with varying positions of the upper anterior teeth.
     J Dent 10,17-27 (1982).

118. ROHEN, J.W.:
     Anatomie für Zahnmediziner.
     Schattauer, Stuttgart (1994).

119. ROTHMANN, R.:
     Phonetic considerations in denture prosthesis.
     J Prosthet Dent 11,214-223 (1961).

120. SAUNDERS, T.R., OLIVER, N.A.:
     A speech-aid prosthesis for anterior maxillary implant-supported prostheses.
     J Prosthet Dent 70,546-547 (1993).

121. SAVIN, J., OGDEN, G.R.:
     Third molar surgery – a preliminary report on aspects affecting
     quality of life in the early postoperative period.
     Br J Oral Maxillofac Surg 35,246-253 (1997).

122. SCHIEBLER,T.H., SCHMIDT,W.:
     Lehrbuch der gesamten Anatomie
     Springer Verlag Berlin - Heidelberg - New York - Tokyo,1983.

123. SCHMELZEISEN, R., PTOK, M., SCHÖNWEILER, R., ET AL.:
     Wiederherstellung der Sprech- und Kaufunktion nach ausgedehnten
     Tumorresektionen im Kiefer-Gesichtsbereich.
     Laryngo-Rhino-Otol 75,231-238 (1996).

124. SCHMIDT, R.F., THEWS, G.:
     Physiologie des Menschen.
     Springer, Berlin (1985)

125. SCHÖNEKERL,H.:
     Klinisch-experimentelle Untersuchungen zur phonetischen Funktion bei zahnlosen Patienten
     und nach Eingliederung von Totalprothesen gemessen an der S-Laut-Realisierung
     Stomat (DDR) 39,817-821 (1989).

126. SEARS, V.H.:
     Channel type posterior tooth forms.
     J Am Ass 15,1111-1115 (1928).

127. SEIFERT, E., RUNTE, C., LAMPRECHT-DINNESEN, A.:
     Zahnheilkunde und Sprachlautbildung. Zusammenhang zwischen der Morphologie der Arti-
     kulationszone und der Akustik am Beispiel der \s\-Lautbildung
     J Orofac Orthop / Fortschr Kieferorthop 58,224-231 (1997).

128. SEIFERT, E., RUNTE, C., RIEBANDT, M., ET AL.:
     Can dental prostheses influence vocal parameters?
     J Prosthet Dent 81,579-585 (1999).

129. SHIFMAN, A.:
     Clinical applications of visible light-cured resin in maxillofacial prosthetics.
     Part I: Denture base and reline material.
     J Prosthet Dent 64,578-582 (1990).

130. SHIMODAIRA, K., YOSHIDA, H., MIZUKAMI, M., FUNAKUBO, T.:
     Obturator prosthesis conforming to movement of the soft palate: a clinical report.
     J Prosthet Dent 71,547-551 (1994).

131. SIEBERT, G.K., WENTZKE,M.:
Zum Einfluß verschiedener Gaumenplattenformen auf das Palatogramm
und auf die Computeranalyse der Sprache.
Dtsch Zahnärztl Z 41,1178-1183 (1986).

132. SILBERNAGL, S., DESPOPOULOS, A.:
Taschenatlas der Physiologie
Georg Thieme Verlag Stuttgart - New York,1991.

133. SILVERMAN, M.M.:
The whistle and swish sounds in denture patients.
J Prosthet Dent 17,144-148 (1967).

134. SINGH,V.P., BHARADWAJ,G., NAIR,K.C.:
Direct Observation of Tongue Positions in Speech – A Patient Study
Int J Prosthodont 10,231-234 (1997). -2263

135. SLANKAMENAC, S.:
Motivationsaspekte für das Akzeptieren und Tragen von Totalprothesen.
Quintessenz 4,39-43 (1980)

136. SONES, A.D.:
Complications with osseointegrated implants.
J Prosthet Dent 62,581-585 (1989).

137. STANDKE, R.:
Methoden der digitalen Sprachverarbeitung in der vokalen Kommunikationsfoschung.
Peter Lang, Frankfurt (1993).

138. STEWART, F.N., KERR, W.J., TAYLOR, P.J.:
Appliance wear: the patient's point of view.
Eur J Orthod 19,377-382 (1997).

139. STRACK, R.:
Die Probleme bei der Herstellung der totalen Prothese.
In: Zahn-, Mund- und Kieferheilkunde in Vortägen.
Hanser, München (1951)

140. STRAKA, G.:
La division des sons du language en voyelles et conconnes peut-elle être justifiée ?
Med Diss, Stasbourg (1963)

141. STUCK, J.:
Das Aufstellen von Frontzähnen nach den Prinzipien der phonetischen Logopädie.
Dent Spectrum I/3,259-263 (1996).

142. SUTER, T.:
Frontzähne und S-Lautbildung.
Med Diss, Zürich (1951)

143. SWANSON, M.G.:
Complete dentures.
In: BOUTCHER, C.O.: Swenson's complete dentures.
Mosby, St. Louis (1964)

144. TANAKA, H.:
Speech patterns of edentulous patients and morphology of the palate in relation to phonetics.
J Prosthet Dent 29,16-28 (1973).

145. TRENSCHEL, W.:
Zum Erzeugungsmechanismus des S-Lautes bei Kiefer- und Zahnstellungsanomalien.
Dtsch Stomat 22,303 (1972).

146. TOLJANIC, J.A., ANTONIOU, D., CLARK, R.S., GRAHAM, L.:
A longitudinal clinical assessment of spark erosion technology in implant-retained overdenture prosteses: A preliminary report.
J Prosthet Dent 78,490-495 (1997). -2253

147. TURNER, S.R., THOMAS, P.W.N., DOWELL, T., ET AL.:
Psychological outcomes amongst cleft patients and their families.
British J Plastic Surgery 50,1-9 (1997).

148. UEBERHORST, H.:
Welchen Einfluß haben die Zahn- und Kieferdeformitäten auf die Bildung des S-Lautes?
Zahnärztl Rdsch 41,320-324 (1932).

149. VINKELOE, E.:
Über die in der zahnärztlichen Praxis auftretenden Sprachstörungen.
Med Diss, Düsseldorf (1957)

150. VON ESSEN, O.:
Allgemeine und angewandte Phonetik. 5. Aufl.
Akademie-Verlag, Berlin (1979)

151. VOSS, H., HERRLINGER, R.:
Taschenbuch der Anatomie Band II.
Gustav Fischer Verlag, Stuttgart (1974).

152. WAGNER, F.:
Biomathematik.
Mediscript, Müchen (1983).

153. WALTER, J.D.
Palatopharyngeal activity in cleft palate subjects.
J Prosthet Dent 63,187-192 (1990).

154. WÄNGLER, H.H.:
Physiologische Phonetik
Elwert, Marburg (1972).

155. WÄNGLER, H.H.:
Atlas deutscher Sprchlaute.
Akademie Verlag, Berlin (1981).

156. WEDEL, A., YONTCHEV, E., CARLSSON, G.E., OW, R.:
Masticatory function in patients with congenital and acquired maxillofacial defects.
J Prosthet Dent 72,303-308 (1994).

157. WEISSMANN, H.:
Der Beitrag des Technikers zur funktionellen Verbesserung totaler Prothesen.
Dent Labor 31,423-434 (1983).

158. WISSER, W., BRUCHMANN, S., LOTZMANN, U.:
Die Totalprothese. In: Freesmeyer (Hrsg.):: Klinische Prothetik Band 2.
Hüthig, Heidelberg, 1999.

159. WISSER, W., LOTZMANN, U.:
Zur instrumentalphonetischen Analyse der Lautbildung an Zahnersatz.
Zahnärztl Welt/Ref 109, 538-543 (2000)

160. WOLFAARDT, J., HAITAS, G.P., CARR, L.:
Speech defects in prosthetic dentistry, Part III.
J Dent Ass S Africa 40,391-398 (1985).

161. YLPPÖ, A.:
The effects of dentures on speech.
Int Dent J 5,225-240 (1955).

162. YLPPÖ, A., SOVIJÄRVI, A.:
     Sonagraphic and palatographic studies of full denture, half denture and edentulous cases.
     Acta Odont Scand 20,257-299 (1962).

163. YI, S.W., CARLSSON, G.E., ERICSSON, I., WENNSTRÖM, J.L.:
     Long-term follow-up of cross-arch fixed partial dentures in patients with advanced periodontal
     destruction: evaluation of occlusion and subjective function.
     J oral Rehabil 23,186-196 (1996).

164. ZINKLIN, P.:
     Mechanism of Speech.
     The Hague, Paris (1968).

165. ZÖFEL, P.:
     Statistik in der Praxis.
     Fischer, Stuttgart-Jena (1992)

ANHANG

Lesetext in Originalgrösse (I - III)

Zusammenstellung der
untersuchten Laute (IV - X)

ah

eh

ih

oh

uh

üh

öh

au

ei

eu

Die Zeit der Kutsche ist vorbei.

Der Arzt empfiehlt zum Inhalieren Kampfer.

Ich kämpfe mit Pfeil und Bogen.

Diese Hetze ist mir zuviel.

Der Stein fällt ins Wasser.

Der Mississippi ist ein großer Fluß.

Er hat das Heft in der Hand.

Mein schöner Blumenstrauß ist schon verwelkt.

Stimme und Sprache sind in Ordnung.

Die Stimmen sind gut.

Die Stammkundin ist im Laden.

Die Stummheit paßt zu ihm.

Die Steinzeit ist schon lange vorbei.

Die Stoßgebete wurden erhört.

Die sture Verhaltensweise schadet ihm sehr.

Die Staus sind auf der Autobahn.

.

· Lesetext „Sätze"

Nordwind und Sonne

Einst stritten sich Nordwind und Sonne, wer von Ihnen beiden wohl der Stärkere wäre, als ein Wanderer, der in einen warmen Mantel gehüllt war, des Weges daherkam.

Sie wurden einig, daß derjenige für den Stärkeren gelten sollte, der den Wanderer zwingen würde, seinen Mantel auszuziehen.

Der Nordwind blies mit aller Macht, aber je mehr er blies, desto fester hüllte sich der Wanderer in seinen Mantel ein. Endlich gab der Nordwind den Kampf auf.

Nun erwärmte die Sonne die Luft mit ihren freundlichen Strahlen, und schon nach wenigen Augenblicken zog der Wanderer seinen Mantel aus. Da mußte der Nordwind zugeben, daß die Sonne von ihnen beiden der Stärkere war.

.

· Lesetext „Kurzgeschichte"

Zusammenstellung der untersuchten Laute

Zur besseren Übersicht wurden die untersuchten Sprachlaute in diesem Anhang zusammengestellt und für diese Studie in Auszügen benutzt.

Die Röntgenseitenbilder, Umzeichnungen der Artukulationszonen im Sagittalschnitt und Palatogramme entstammen dem *Atlas deuscher Sprachlaute* [WÄNGLER, 1981] mit freundlicher Genehmigung des Akademie-Verlag Berlin.

Das Fernöntgenseitenbild zeigt neben der Zahnstellung auch die Zungenstellung bei der Bildung eines Lautes. Zur Veranschaulichung ist dies einschliesslich der Lautbildungsstelle (sagittal) daneben umzeichnet.

Die schraffierten Flächen im Palatogramm umzeichnen die Berührungsstellen der Zunge am Gaumen.

Die Untersuchungen beschränken sich auf insgesamt 16 Konsonanten:

Plosive:	d	t	g	k	
Frikative:	f	s	ʃ	ç	j
Nasale	n				
Liquide	l				

Diese Laute werden im Anschluss in dieser Reihenfolge wie oben beschrieben dargestellt.

Konsonant d

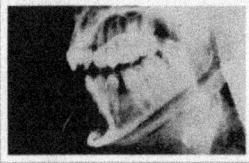

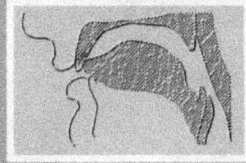

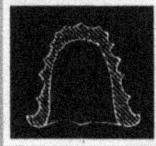

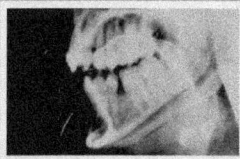

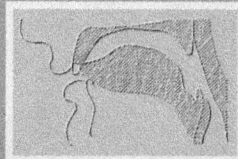

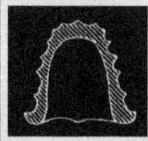

Fernröntgenseitenbild, Lautbildungsstelle und Palatogramm des Lautes „d"

Konsonant t

Fernröntgenseitenbild, Lautbildungsstelle und Palatogramm des Lautes „t"

Konsonant g

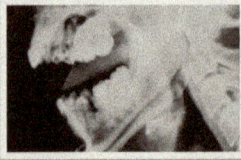

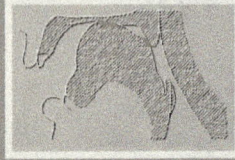

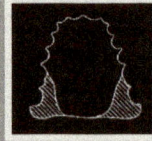

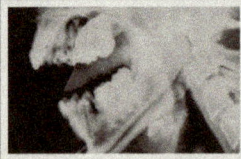

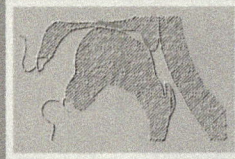

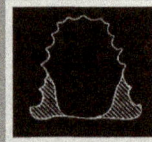

Fernröntgenseitenbild, Lautbildungsstelle und Palatogramm des Lautes „g"

Konsonant k

Fernröntgenseitenbild, Lautbildungsstelle und Palatogramm des Lautes „k"

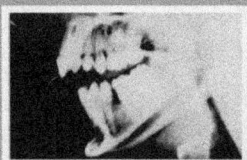

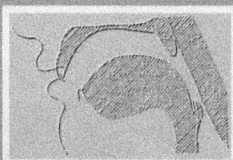

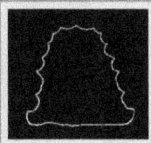

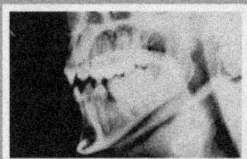

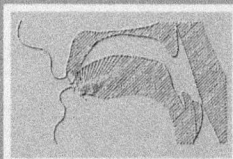

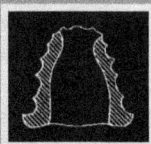

Fernröntgenseitenbild, Lautbildungsstelle und Palatogramm des Lautes „f"

Fernröntgenseitenbild, Lautbildungsstelle und Palatogramm des Lautes „s"

Konsonant ʃ

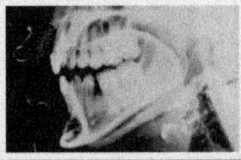

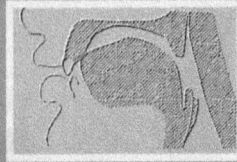

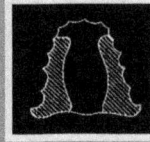

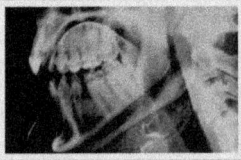

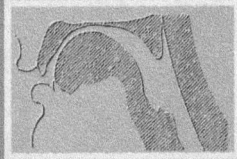

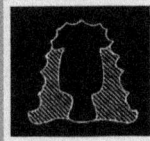

Fernröntgenseitenbild, Lautbildungsstelle und Palatogramm des Lautes „ʃ"

Konsonant ç

Fernröntgenseitenbild, Lautbildungsstelle und Palatogramm des Lautes „ç"

Konsonant j

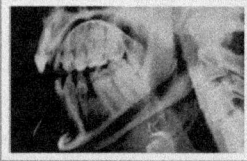

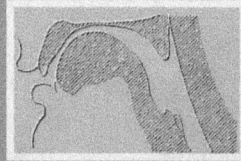

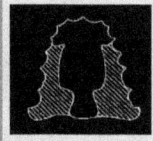

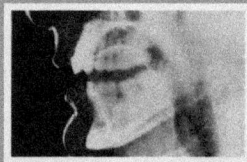

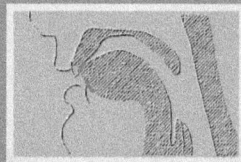

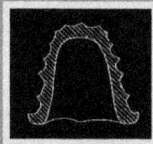

Fernröntgenseitenbild, Lautbildungsstelle und Palatogramm des Lautes „j"

Konsonant n

Fernröntgenseitenbild, Lautbildungsstelle und Palatogramm des Lautes „n"

Konsonant l

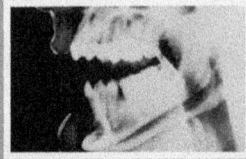

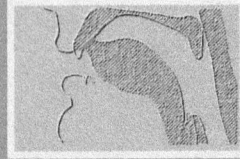

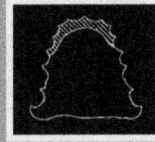

Fernröntgenseitenbild, Lautbildungsstelle und Palatogramm des Lautes „l"